# 身体疾患患者の
# 精神看護
― リエゾンナースへの相談事例に学ぶ ―

平井 元子

へるす出版

# はじめに

　身体疾患に罹患して通院や入院が必要な状態にある患者は、治療が必要な病気を抱えてしまったこと、あるいは慢性疾患や悪性腫瘍などにより長期にわたる治療が必要になることや苦痛の多い治療を余儀なくされることなどにより、不安が高まったり、気分が落ち込んだり、ときには精神科治療が必要な精神状態に陥ることがあります。

　一方で、病気を受け入れることが難しかったり、治療が困難であることなどから生じるイライラや怒りを医療スタッフにぶつけてくる患者に対して、どのようにかかわればよいか悩んだり、困ったりすることは、ナースであれば誰しも一度は体験していると思います。

　このような、身体疾患で入院している患者が抱える精神的諸問題や、患者やその家族とのコミュニケーションにまつわる課題など、日々のケアの中で、ナースのみなさんが一度ならず経験しているであろう「困ったり悩んだりしたケース」のとらえ方やかかわり方を、本書では、リエゾンナースの活動を通して紹介します。

## 専門看護師の役割

　「リエゾンナース」は、「リエゾン精神看護」に基づいた看護を実践します。

　「リエゾン精神看護」の、「リエゾン（Liaison）」には、「つなぐ」「橋渡しをする」という意味があります。「リエゾン精神看護」は精神看護の専門領域の一つであり、精神看護の知識と技術を使って、身体疾患の患者が抱える精神的な問題や課題に対応していく看護の一領域といえます。

　現在、日本看護協会の認定を受けた精神看護専門看護師は144名（2013年5月現在）、「リエゾン精神看護」をサブスペシャリティとして実践する専門看護師と、精神疾患患者を対象とした「精神看護」をサブスペシャリティとして実践する専門看護師に分かれています。

　精神看護専門看護師は、精神看護の知識と技術を用いて、専門看護師の6つの役割である、実践・コンサルテーション・調整・倫理調整・教育・研究、を果たします。また、ナースのメンタルヘルスの維持・向上に関連する役割を担っています。

　患者や家族に自己紹介する際には、「リエゾンナース」という名前だけではなく、「精神看護を専門としている」「患者や家族のこころのケアにあたることを専門としている」と表現し、活動内容を伝えることを心がけています。本書では、「リエゾンナース」として記述します。

## 精神面から患者理解を深めるサポート

　現在私は、都内の総合病院で、リエゾンナースとして活動しています。

　ナースから依頼される相談の多くは、「患者へのかかわりに困っている」「どのように患者さんにかかわっていけばよいかアドバイスがほしい」という内容です。

　困ったから相談の依頼があるわけですが、だからといって患者にかかわれずにいるわけではありません。むしろきちんとかかわっているのです。それなのに、そのかかわりが評価できるものなのかどうかという点で迷ったり、自分たちのケアに自信をもてなかったりして、「ほんとうにこれでよいのだろうか」と、立ち往生している場合がよくあります。その背景には、患者の精神状態に関

する知識の課題や、コミュニケーションの課題があるように感じます。

このような場合に、問題解決に向かって、ナースとリエゾンナースが協働作業をしていく手段として、「コンサルテーション（Consultation）」という方法を用います。相談してきたスタッフやチームのナースたちと、ショートカンファレンスなどで話し合い、次につながるケアの方向性を導き出せるように一緒に考えるのです（**図参照**）。

コンサルテーションとは、ただ単にアドバイスをするということではなく、「内外の資源を用いて、問題を解決したり、変化を起こすことができるように、その当事者やグループを手助けしていくプロセス」*になります。

コンサルテーションの概念には、「専門家同士の相談」といった意味があります。

病棟ナースは、自分たちが日々かかわっている患者の身体疾患や治療にはよく精通し、専門的な知識や技術をもっています。リエゾンナースは、精神看護を専門領域としていますから、患者の今の精神状態や、そこにかかわるナースの気持ちの動きについて、専門知識を用いながら、今起こっていることを考えたり、仮設をたてたりしながら、精神面から患者理解を深めるようにします。そして、今後どうしていけばよいかを、ナース自らが考えだせるようにサポートする——。これが、リエゾンナースの役割です。

## 考えや気持ちをことばにして伝えること

本書では、そのコンサルテーションの実際を、さまざまな事例を通して紹介していますが、どの事例でも共通して、ナースに伝えようとしていることがあります。

その一つは、患者や家族の気持ちをよく聞くと同時に、ナースから問いかけて、確認することの大切さです。

ナースは、患者に対して、身体状態や心理社会的問題に関して予測してかかわることを学びます。同様に、患者や家族がどう思っているのか、どう感じているのかということについても、予測してかかわっていることがあります。そのため、ときとしてナースの思いが先行してしまい、実際のところ、患者や家族がどのように思い、感じているのかわからないことがあります。

コンサルテーションでは、患者や家族が、どのように思い、感じているのかを確かめるための具体的な聞き方を提案して、実践する方法をサポートしています。

同時に、ナースがどのような気持ちで話を聞こうとしているのかを、患者に伝えることを提案します。相手の表出を助けるためには、「なぜ今、このような問いかけをしているのか」、その意図を知ってもらう必要があると考えているからです。

## 自分自身を理解すること

もう一つは、ナースが自分自身を理解することの意味と必要性です。

一般社会同様、看護の世界にも、「客観的に物事をとらえる」「客観的に判断する」というように、「客観的」ということばがあふれています。しかし、患者を理解しようとしている「自分」は、己の

---

*パトリシア・R・アンダーウッド・著（南裕子・監，野嶋佐由美，勝原裕美子・編）：看護理論の臨床活用（パトリシア・R・アンダーウッド論文集）．日本看護協会出版会，2003，p.162.

```
┌─────────────────────────────────────┐
│   依頼（相談用紙・電話連絡など）    │
└─────────────────────────────────────┘
                  ↓
┌─────────────────────────────────────┐
│  病棟あるいは外来などに出向き、     │
│  依頼者（担当ナース、看護師長など）から、│
│  相談に至る経緯などを聞く           │
│  聞きながら、どのようなプロセスをとるのがよいか検討する │
│  患者が面接を希望している場合は、面接の日程の調整を行う │
└─────────────────────────────────────┘
           ↓                    ↓
┌──────────────────────┐  ┌──────────────────────┐
│ 担当ナースやチームと、│  │                      │
│ ショートカンファレンスなどを開き、│  │  患者との面接を行う  │
│ 具体的な対応策の検討、および提案を行う │  │                      │
└──────────────────────┘  └──────────────────────┘
           ↓                    ↓
┌──────────────────────┐  ┌──────────────────────┐
│  フォローアップ      │  │ 担当ナースやチームと、│
│  経過によっては      │  │ ショートカンファレンスなどを開き、│
│  患者との面接を実施  │  │ 具体的な対応策の検討、および提案を行う │
└──────────────────────┘  └──────────────────────┘
                    ↓
         ┌─────────────────────────────────┐
         │  フォローアップ                  │
         │  患者の状態、ナースの対応について評価し、│
         │  今後のかかわりについて再検討する │
         └─────────────────────────────────┘
```

図　リエゾンナースによるコンサルテーションの流れ

主観を通して、他者を理解する存在です。

　また、ナースが、自分自身は他者をどのように理解しているのか、その傾向を知ることが、患者を理解していくことにつながると考えています。そのためには、まず「自分を知る」ことを、意識していてほしいと思っています。

## リエゾンナースを志した原点

　職場のメンタルヘルスについては、現在では、職種を問わず、さまざまな取り組みが行われています。ナースについても同様ですが、私がナースになった当時は、ナースのメンタルヘルスそのものを目的とした対策は、まだ普及していなかったように記憶しています。

　リエゾンナースには、ナースのメンタルヘルスに関する活動を行うという役割があります。附章で取り上げていますが、患者や家族とのかかわりの中で、ナースが疲弊することや、傷つくことがあります。

私がナースになって3年目のころ、ある新聞で、ナースのバーンアウトについて書かれた投稿記事を読みました。短い記事でしたが、ナースのメンタルヘルスを守ることの大切さが書かれており、深く印象に残りました。それまでは、ナースはつねに患者や家族のことを最優先に考えてケアにあたるのが当たり前だと考えていて、自分自身のメンタルヘルスについて考えることはありませんでした。

　その後、ホスピス病棟で働いていたとき、ともに働くナースが何人も疲れて辞めていく姿を目にしました。私も、患者や家族の精神的なケアが、当時の自分の力量では足りないと痛感させられる出来事を、何度も体験していました。

　また、当時、数日間、ホスピス病棟に研修に来られていた精神科医が、ナースコールが多くケアが大変な患者の話を聞き、成育歴やパーソナリティなどから患者の精神状態について精神科医の視点から話してくれたことがありました。患者のそのときの精神状態、成育歴に関連するパーソナリティなど、当時の私にはない視点で話をしてくださったことがとても印象に残りました。

　日々の臨床での体験から、精神的なケアに関する専門的な知識を得たいと考えたこと、自分自身のメンタルヘルスを守るためのサポートが必要と感じていたことが、リエゾンナースを志すきっかけになったと思っています。

## 相手に対する尊敬と敬意

　本書の出版により、リエゾンナースとしての活動を通じて出会った患者や家族、ナースたちとのかかわりを、多くの方に伝えられることをほんとうに嬉しく思います。

　コンサルテーションで大切なことは、「患者、家族、かかわるナースに対する尊敬と敬意の気持ちをつねにもっていること」だと、大学院生のときに教わりました。この教えは、今もリエゾンナースとして活動する中で、最も大切なことだと考えています。

　コンサルテーションの依頼を受けて、患者のケアプランや対応策を一緒に考える過程で、どんなに困難な状況にあっても、逃げないでかかわり続けるナースたちの姿に、いつも勇気づけられてきました。これからも、ナースたちといっしょに、悩み、考え、ともに成長していきたいと思います。

　なお、本書で取り上げた事例は、私がこれまで複数の施設でかかわった事例をもとに再構成したものであり、特定の患者・家族およびナース、所属施設を指すものではないことをお断りしておきます。

2013年5月吉日<br>
平井元子

## 著者プロフィール

## 平井　元子（ひらい もとこ）

社会保険中央総合病院／精神看護専門看護師

三重大学医学部附属看護学校を卒業後、同附属病院外科病棟で5年間、聖隷三方原病院ホスピス病棟で3年間勤務。椙山女学園大学人間関係学部人間関係学科（心理学専攻）で学び、2000年3月兵庫県立看護大学大学院修士課程修了。同年4月より三重大学医学部附属病院にてリエゾンナースとして活動を開始する。2003年11月精神看護専門看護師の認定を受ける。2007年より慶應義塾大学看護医療学部助教を経て、2012年4月より現職。

# 身体疾患患者の精神看護
## ーリエゾンナースへの相談事例に学ぶー

# 目　次

はじめに ……… 3

## I章　身体疾患患者にみられる精神的諸問題への対応 ……… 11

### A. 不安の強い患者
――「1人でいるのが不安」と連日のように訴える患者への対応事例　12

### B. 抑うつ状態が疑われる患者
――「気分の落ち込み」がみられる患者への対応事例　20

### C. 怒りやイライラ感が強い患者
――「トゲのある口調」がみられる患者への対応事例　29

### D. 依存傾向がある患者
――ナースを引き留める患者への対応事例　38

### E. せん妄が疑われる患者
――夜間に不穏になる患者への対応事例　45

### F. 慢性疼痛を抱える患者
――病態と一致しない腹痛を訴える患者への対応事例　52

### G. 死に直面している患者
――病状認識の確認が難しい患者への対応事例　58

## II章　精神疾患を疑われる、または既往のある患者への対応 ……… 67

### A. 対人関係に問題のある患者
――攻撃的な言動の多い患者への対応事例　68

### B. 自殺企図の経験がある患者
――がん転移を知り自暴的になった患者への対応事例　75

### C. 統合失調症で治療中の患者
――被害妄想を訴える患者への対応事例　82

## Ⅲ章　家族への対応に迷う事例 ……………………………………………… 89

### A. 平常心を保てなくなった家族
　　──予後不良の夫との接し方に戸惑う妻への対応事例　90
### B. 同じ質問を繰り返す家族
　　──なかなか本心を語らない弟への対応事例　99
### C. 患者同様に不安の強い家族
　　──患者の代弁者として介在する母親への対応事例　106

## Ⅳ章　ナースの感情をめぐる課題 ……………………………………………… 115

### A.「患者の死」という対象喪失体験-1
　　──患者との死別による悲嘆反応が続くナースへの対応事例　116
### B.「患者の死」という対象喪失体験-2
　　──患者の自殺に衝撃を受けたナースへの対応事例　123
### C. 感情的にうまくかかわれない患者-1
　　──疾患に対する先入観が対応を難しくさせた事例　130
### D. 感情的にうまくかかわれない患者-2
　　──患者からの好意が対応困難を招いた事例　138

## 附章　ナース自身のメンタルヘルス対策 ……………………………………… 145

### A.「振り返り」でこころの疲弊に気づく
　　──気分の落ち込みが続く2年目ナースとの個別面接事例　146
### B.「ピアサポート」でチームの活性化を図る
　　──看護チームにサポートミーティングを活用した事例　154

参考文献 ……… 161

# I章

# 身体疾患患者にみられる精神的諸問題への対応

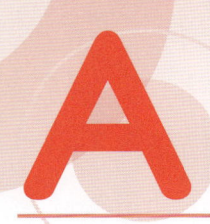

# A 不安の強い患者

## 「1人でいるのが不安」と連日のように訴える患者への対応事例

　患者はさまざまな不安を抱え、訴えや行動などで表出します。ナースは、患者のことばに注目すると同時に、態度や行動を観察して、不安をアセスメントする必要があります。その一方で、ナースが患者に対して抱く感情が、その患者への対応やケアに影響を与えている場合があります。そこで、不安の強い患者に対してナースが抱く感情にも注目します。

　ここでは、「1人でいるのが不安」と訴える患者の、「不安」という表現に込められている内容を把握することの大切さと、具体的な対応について考えます。

### 事例紹介

患　者：60歳代の女性Aさん
病　名：食道がん、肺炎

#### 患者の状態
- 食道がんの診断で手術を受け、退院後は、外来で化学療法を続けていた
- 3カ月ほど前から、呼吸困難が出現。肺炎と診断されて入院治療を受けた後、退院時からHOT（Home Oxygen Therapy；在宅酸素療法）を導入していた
- 退院後しばらくは安定した状態が続いていたが、2週間ほどが過ぎたころから再び呼吸困難を自覚するようになり、今回の入院となった

#### ナースが対応に困っていること
- 前回の入院中、Aさんは、呼吸困難の改善に劇的な進展がみられないためか、不安を強く訴え、マイナスな発言が多く、強い依存傾向がみられた
- 今回の入院でもその傾向は続いており、毎日のように不安を訴えている
- 不安に対応してはいるが、Aさんの状態に変化が認められず、どう対応すればよいのか困っている

# 1. コンサルテーションの導入

　筆者（リエゾンナース）への依頼の主旨は、Aさんへの面接の要請と、「ナースとしてどのように対応すればよいか教えてほしい」というものでした。
　依頼のあった病棟に出向き、Aさんの担当ナースから直接話を聞くことにしました。
　まずは、Aさんが具体的にどのような「不安」を表出しているのかを尋ねたところ、担当ナースは少し困った表情で、こんな話をしてくれました。
　「Aさんは前回の入院時も今回も個室に入っているのですが、『1人でいると息苦しくなるような気がして不安です』と訴えることが多いのです。それで、$PO_2$（酸素分圧）を測定してみるのですが、酸素吸入をしていますから、97〜98%はあるのですね。何が不安なのかを聞いてみても、『1人でいるのが不安』としか言ってもらえません。その気持ちは私としてもわかるのですが、ナースがずっとそばについているわけにもいかないので、困っています」
　同じチームのナースたちも、Aさんへの対応について困っている様子がうかがえました。
　Aさんには、事前に担当ナースから「話を聞いてもらったら」と筆者の面接を勧め、Aさんも希望しているとのことでした。そこで、午前中にAさんとの面接を実施し、その後にカンファレンスを開いて、対応についてチームメンバーと話し合うことを提案しました。

# 2. 初回面接：「不安」と表現している中身を探る

　Aさんを病室に訪ね、初めに自己紹介をしました。今、不安に思うことや気になることを尋ねると、「今、ということではないのですが……」と、前回の入院に至る経過について話してくれました。その内容は、

- がんの化学療法を受けてはいたものの、日常生活には何も問題なく経過していたこと
- 風邪をひいてしまったときにあまり気にせずにいたために、肺炎になってしまったと思っていること
- 白血球値が下がっているときに大丈夫と思って外出したことが、悪化の原因だと思っていること

などで、言葉の端々に「自分で悪くしてしまった」という後悔が感じられました。
　また、体重が減少して体力が落ちていることや、少し動くと息苦しくなり、そのたびに「もっとひどくなるのではないか」と不安になり、さらに息苦しく感じるということも話してくれました。
　そのようなときにナースコールをすると、気持ちが落ち着くまでそばにいてくれるナースがいる一方で、ナースによっては$PO_2$を測定して、「大丈夫だから」と軽く言われる場合があること、「今は自分のことが何もできないのに、すぐに立ち去ろうとするナースがいるので悲しくなる」とも話しました。

## 3. アセスメント：今の自分の状態を受け入れられずにいる

　話を聞きながら、Aさんは、食道がんの発病と治療により体力が低下しているところに、呼吸困難の出現という事態が重なったことにより、「日常生活が制限されている」という認識が強まっていると感じました。

　呼吸困難の出現により動作が制限されるようになってから3カ月弱になるという現在は、**Aさんが抱いている自己イメージ（動いても息苦しくならない）と、現実の自分とにズレがあり、「息苦しくて思うように動けない自分」をまだ十分に受け入れられずにいる時期**にあるものと思われます。

　現在の、「息苦しくて以前のように動けない」状態が劇的に改善することは期待できず、Aさんとしては、今の自分の状態に少しずつ慣れていくことが大切なのですが、すぐに気持ちを切り替えるのは難しく、多少の時間はかかるだろうと考えました。

　Aさんには、このアセスメント内容をそのまま伝えて、初回面接を終了しました。

## 4. コンサルテーションの実際：ナースの感情表出支援とかかわり方の提案

### ■ ナースのAさんに対する感情

　ショートカンファレンスでは、ナースたちに、Aさんに対してどのような感情を抱いているかを含め、日々のかかわりで感じていることを話してもらいました。以下が、語られた内容です。

- 引き留められることに対する葛藤（そばにいてあげたいけど現実には無理）はあるが、Aさんに納得してもらったうえで退室したい気持ちがある
- 「不安だ」と言ってはいるけれど、「寂しい」ということではないかと思うと、「個室だから1人になるのは仕方ない」「寂しいという訴えにはつきあっていられない」と思う
- 話を切り上げて部屋からでようと思っても、「またすぐに呼び戻される」という、少し諦めの気持ちも入り、しばらくAさんのところにとどまることがある
- たとえば昼間の勤務時間帯に、誰かがAさんにほぼつきっきりになることがあり、十分に対応してくれたからいいだろうと期待していると、夜勤帯にもいつもと変わらずに呼ばれるので、だんだんイライラしてきてしまう
- ナースコールをしてきたときは苦しそうな表情をしているので、「放っておけない」と思う。でも、少し経つと普通に話をするし、$PO_2$の値も問題ないので、退室したい気持ちになるのだが、立ち去ろうとすると、「今だって苦しい」とアピールしてくる感じがする

### ■ ナースが抱く「息苦しさ」への疑念

　チームナースたちの発言を聞きながら、Aさんが息苦しさを訴えても、「Aさんが訴えるほど息苦

しくはないのではないか」と判断しているナースがどちらかというと多いため、それが、Aさんへのかかわり方に影響を与えているのではないか、と考えました。

また、そのような考えに至るには、ナースとAさんの関係が影響しているところもあるのだろうと予測して、話を進めることにしました。

ナースたちがAさんへの思いをひと通り表出し終えたところで、Aさんの面接を実施してアセスメントした内容と理解するためのポイントとして以下を伝え、具体的な対応策は参加者全員で検討しました。

## Aさんの不安を理解するためのポイント

### 1）Aさんの息苦しさを理解する

Aさんは、自分自身が息苦しさを感じることなく自由に動けていたころのイメージをもっているが、現実には、少し動くと息苦しくなるために、そこで不安が大きくなる。息ができないということは、死に直結する不安なので、息苦しさを伴って動くことに慣れていないから、客観的なデータよりも、主観的な息苦しさは強くでているのが今の状態だろうと予測できる。

### 2）Aさんが自分の対応にまだ満足していない状態が多少みられても、必要があれば退室する

ナースは、Aさんが満足していない様子をみると、自分の対応が十分ではないのかと感じて、その場を立ち去ることができない場合がある。Aさんは、「誰かにずっとそばにいてほしい」という欲求が強いので、ナースの退室が不満な気持ちを引き起こしてしまう。現実問題として、Aさんのそばにずっといることはできないのだから、他の業務に移る必要があるのであれば、退室することは悪いことではない。その際、次にいつごろ訪室できそうなのか、その目安は伝えたほうがよいかもしれない。

### 3）「日中に十分かかわったので、その後は1人で過ごせるだろう」と期待しない

とにかく今のAさんは、誰かにそばにいてほしい気持ちが強いため、このような考え方は通用しない。ナースがこのような期待を抱くと、期待通りにならないAさんに対して落胆したり、ときには怒りを感じたりすることになる。今は、Aさんの行動変容をあまり期待せずに、ナースの対応の限界も見極めることが大切である。

## 具体的対応策

### 1）PHSやベル（タイマー）を活用する

ナース自身が、退室するタイミングを見つけにくいときは、何分後と、あらかじめ時間を決めておき、チームのナースからPHSで呼びだしてもらうようにする。あるいは、訪室する前にタイマーをセットするなどして、ベルが鳴ったら「行かなくてはならない」ことをAさんに伝える。

### 2）「息苦しいから不安になる」ことは十分承知しているというメッセージを伝える

Aさんが一番不安に駆られるのはどのようなときなのかを十分理解し、了解していることを、ことばにして伝える。同時に、長時間そばにいることはできなくても、できる限り間隔を短くして様子を見にいくことを心がけるなど、ことばと対応でメッセージを伝えていく。

I章／身体疾患患者にみられる精神的諸問題への対応

　以上の方法を実践し、その結果を踏まえて、1週間後のカンファレンスで改めて検討することにしました。

## 5. 結果と評価：気持ちが楽になり負担に感じなくなった

　チームナースとの1週間後のカンファレンスでは、先週から今週にかけてのAさんの状態と、ナースのかかわりを振り返って話し合ってもらいました。このカンファレンスの後に、Aさんとの面接を実施しました。

### かかわり方の変化

　チームとして、日勤では担当ナースがAさんにかかわる時間を確保できるように、同時に担当する患者を軽症者にするなどの配慮を行っていました。

　また、先週から今週にかけては、チーム内で、Aさんにあまりつきあい過ぎずにかかわるナースと、気持ちの理解に努めながらかかわるナースとのバランスがとれている、という話がでました。

　前者のナースは、Aさんの話につきあうのはほどほどにして、必要なケアを済ませたら部屋をでるようにして、Aさんの話に長くつきあうことはしていませんでした。

　カンファレンスに参加したナースからは、「理解するためのポイント」を念頭に置いてAさんのケアにあたることで、「自分の気持ちが楽になり、Aさんのところに行くのが以前ほど負担ではなくなった」という意見が出ました。

### Aさん自身の気持ちの変化

　カンファレンスの後に面接したAさんは、先週に比べて表情もよく、話す声もはっきりしていて、1週間でずいぶん変化していると感じました。

　そのことを本人に伝えて、何かきっかけになるような出来事があったのかと尋ねたところ、おおむね以下のことを話してくれました。

- この2～3日の間に、「あまり考えてもしょうがない」と割り切ることができるようになった
- 先週は、トイレに行くにも「1人では危ないから」と言われ、ナースを呼ばなければならない状態だったが、今は自分1人で行ってもよいことになり、それができるようになった
- 自分のからだが思うようにならないことへのもどかしさはまだある

　筆者からは、前回の面接時にも伝えたことですが、今はまだ、自由に動いていたころの自分のイメージが強く残っているために、現実のからだとのギャップがある時期にあることを話しました。10kgの体重減少に伴う体力の低下もあるため、これから回復していく時期であることも伝えました。

　Aさんには退院後の生活に対する不安もあるようでしたが、先週よりも、現実の自分を認識できている印象を受けました。

この1週間後、再度病棟を訪れると、Aさんの退院日が決定したとのこと。不安を訴えることはほとんどなくなり、ナースが対応に困ることはなくなったというので、コンサルテーションを終了しました。

## 本事例のSummary

**コンサルテーションの流れ**

- 不安の訴えが強く、対応していても変化がない患者への対応に困る

↓

【カンファレンスを実施】
- 患者に対するナースの感情を共有する
- ナースが対応に困っているところと、患者が何に困っているかを明らかにする

↓

【患者のとらえ方とかかわり方を提案】
- 患者を理解するポイント
- 具体的な対応策

↓

- 患者の気持ちに変化がみられる
- ナースのかかわりに変化が表れる

**対応のポイント**

● 「不安」の内容や意味を理解する
　Aさんの、「1人でいることが不安」と表現することばには、「息苦しさ」と、それにつながる「死ぬかもしれない」という恐怖、さらには「寂しさや孤独感」が含まれていた。患者が表現する「不安」を理解するためには、患者に問いかけることで確認することが必要である

● 「不安」を話題にする
　患者が「不安」を漠然と表現している場合には、ナースがその「不安」の要因について患者とともに考え、「不安」を話題にすることもかかわりの一つである

● チームでかかわる
　患者にかかわるうえでの心がまえをチームで共有し、どのようにかかわるか共通理解しておく。チームでのかかわりは定期的に検討し、評価する

# NOTE-1　「不安状態」のアセスメントに役立つ知識

## A　不安の程度

- 「不安」は、身体疾患で入院中の患者に高頻度でみられる症状である。なかには、「明日の手術が怖い」「家に残してきた子どものことが気になる」など、不安を感じるしかるべき理由があるものも少なくない。これらは病気の有無に関係なく、誰もが体験する、人間関係をめぐる不安や、仕事や学業に関する不安などと同じで、不安のきっかけとなっている出来事がクリアされれば、自然と解消されるものであり、「心配」という表現に置き換えることができる
- これに対して「不安」は、明らかな対象も理由もない、恐怖にも似た不快な感情である。本人の精神力だけでは対応しきれず、リエゾンナースなど精神科領域の専門家の介入が必要になる場合があるが、その判断においては不安の程度を見極めることが大切となる
- 不安は主観的なものであり、その程度を知ることは容易ではないが、目安としてよく用いられるのが、ペプロウによる分類である。ペプロウは、不安を「軽度」「中等度」「強度」「パニック」の4レベルに分け、個人におけるそれぞれの影響を以下のように説明している

### ペプロウの分類による不安のレベル分け

| | |
|---|---|
| 軽度 | 日々の生活の中で体験する緊張と関係がある。この段階では、人は用心深くなり、知覚領域では見る・聞く・理解することが以前に増して鋭くなる。この種の不安は学習の動機を与え、個人の成長と創造力を生みだす |
| 中等度 | 人は当面の心配に焦点を合わせ、他のことに無関心になる。知覚領域では見る・聞く・理解することが低下する。このように、あえて不注意な状態にはなるが、意識すれば他のことにも注意を配ることができる |
| 強度 | 知覚領域は非常に低下する。特に細部にこだわりがちで、他のことは何も考えられない状態になる。すべての行動は安心を得るためのもので、他のことに目を向けるためには強い指示が必要となる |
| パニック | 畏怖・心配・恐怖を伴って連想される。このとき人は抑制力をなくし、指示・命令されても行動できないため、細部の均衡が破られる。筋肉運動を高め、他者とコミュニケートする能力を低下させ、知覚をも歪めるため、効果的に機能できなくなり、個人にとっては恐ろしく無力な体験となる |

〔ペプロウ・著、アニタ W.オトゥール、シェイラ R.ウェルト・編（池田明子、小口徹、川口優子、他・訳）：ペプロウ看護論：看護実践における対人関係理論．医学書院，1996，pp239-245．〕

## B　不安反応の表れ方[1]

- 不安は、はっきりした理由も対象もないままに、こころの内側から突き上げてくる感情であり、その反応は、情緒面や行動面、身体面に、さまざまな随伴症状となって表れる
- 情緒的反応としての症状には、「憂うつ」「自己卑下（自分は劣った者だと考えるなど）」「自信の喪失」「無力感」「落ち着きのなさ」「何かが起こりそうな嫌な予感」「早く今の状態から抜けだしたいという焦燥感でジリジリする」などがある
- 行動面での反応症状としては、「多弁・無口など口数の変化」「話題が変わりやすい」「表情の変化」「手の震え」「早口になる、声高になるなどの声のトーンの変化」「イライラしている」「繰り返し同じことを言ったり、聞いたりして相手に保障を求める」「自分の不安状態を否定する」などがある
- 自律神経系の反応として表れる身体症状には、「動悸」「息苦しさ」「四肢のしびれ」「冷感」「のどの閉塞感」

「めまい」「頭痛」「口渇」「発汗（特に手掌）」「便秘・下痢など排便の変化」「食欲の低下」「疲労感」といった自律神経失調症状がある。不安の程度が強くパニック発作に陥ると、過呼吸などにより重篤な生命の危機状態になる

## C 精神医学的診断の対象となる「不安」

- 身体疾患患者が訴える不安の中には、その程度が強いなどの理由から、精神医学的な診断・治療が必要になってくるケースもある。この診断に現在最も用いられているのは、アメリカ精神医学会によるDSM-Ⅳ-TR（Diagnostic and Statistical Manual of Mental Disorder, 4th ed. Text Revision；精神疾患の分類と診断の手引，第4版用修正版）と、世界保健機関（WHO）の専門委員会による国際的な統一基準であるICD-10（International Classification of Diseases, 10th ed；国際疾病分類第10版）である
- 患者の不安についてリエゾン精神看護・コンサルテーションを進める中で精神科医による診断・治療が必要になるものには、たとえばDSM-Ⅳ-TRでいえば、「不安を伴う適応障害」に該当するものもあれば、「不安障害」に分類される「全般性不安障害（従来の分類では不安神経症）」や「パニック障害」もある。これらを念頭に、患者の不安が精神科医の介入を必要とするものなのか否かを早期に判断することが求められる

## 附：パニック障害の現れ方[2]

- 不安の最も強い、しかも重篤な状態として「パニック」がある。事故や災害など、予知できない突然の事態に見舞われると、人は誰でも「パニック」に陥り、冷静さを失う可能性がある。病態の軽重にかかわらず、病気も例外ではない
- DSM-Ⅳ-TRでは「パニック発作（Panic Attack）」を、「パニック障害」などいくつかの不安障害の重要な症候として、診断基準に取り上げている
- そこでは、下記の13症状のうち4つ、またはそれ以上が突然に出現し、10分以内に頂点に達するものを「パニック発作」としている

---

① 動悸、心悸亢進または心拍数の増加
② 発汗
③ 身震いまたは震え
④ 息切れまたは息苦しさ
⑤ 窒息感
⑥ 胸痛または胸部不快感
⑦ 嘔気または腹部の不快感
⑧ めまい感、ふらつく感じ、頭が痛くなる感じ、または気が遠くなる感じ
⑨ 現実感消失（現実でない感じ）、または離人症状（自分自身から離れている）
⑩ コントロールを失うことに対する、または気が狂うことに対する恐怖
⑪ 死ぬことに対する恐怖
⑫ 異常感覚（感覚麻痺またはうずき感）
⑬ 冷感または熱感

---

【文献】 1）野嶋佐由美，南裕子・監：ナースによる心のケアハンドブック；現象の理解と介入方法．照林社，2000, pp22-33.
2）大熊輝雄：現代臨床精神医学．改訂第11版，金原出版，2008, pp276-277.

# B 抑うつ状態が疑われる患者

## 「気分の落ち込み」がみられる患者への対応事例

　患者が、気分がふさぎ気味になったり、元気がない様子が続いたり、意欲がみられなくなったりしていると、「うつではないだろうか」と思い、離床やケアを積極的に進めるかかわりを躊躇してしまうことはないでしょうか。

　このようなとき、患者が抑うつ状態であるのかどうかを見極め、患者の精神状態に合わせたケアを展開するにはどうすればよいか、かかわるナースの姿勢とともに、具体的なケア方法について考えます。

### 事例紹介

**患　者**：70歳代の男性Bさん
**病　名**：食道がん

#### 患者の状態

- 食道がんの診断で入院してから約2カ月が経過している
- この間、化学療法を2クール受け、同時に行われた放射線治療もすでに終了している。しかし、この治療を終えたころから食欲がなくなり、今では流動食もほとんど摂取できないでいる
- 栄養状態が思わしくないところに臥床傾向にあったため、仙骨部に褥瘡ができている
- 日常生活の行動範囲は日増しに狭くなっており、今ではベッド上とベッド周囲のみ。1日の大半を臥床して過ごしており、気分がふさぎ気味である
- 入院が長期化しているものの、Bさんが独居であることが影響し、退院の見通しがたたないでいる

#### ナースが対応に困っていること

- Bさんに対して精神的なアプローチが必要と思われるが、具体的な対応策を実施するまでに至っていない
- スタッフナースたちに、対応に困っている様子はみられないが、依頼者（主任ナース）にはそれが気がかりである

# 1. コンサルテーションの導入

　筆者（リエゾンナース）へのコンサルテーションの依頼は、当該病棟の主任ナースによるものでした。提出された依頼用紙には、前記のような、Bさんの病状と経過が書かれ、最後に「精神的なアプローチが必要と思われる」と記してありました。

　依頼内容が漠然としていたので、「どのようなことに精神的アプローチの必要性を感じているのか」「病棟として対応に困っていることはないのか」を具体的に確認したいと思い、病棟を訪ねました。

　まずは主任ナースに会い、詳しい話を聞きました。それによると、Bさんを担当しているチームのナースたちは、Bさんへのかかわりについてそれほど困っている様子はみられないものの、主任ナース自身には気がかりなことがあるとのことでした。

　その「気がかり」として語られた内容をまとめると、以下のようになります。

- Bさんの経過が長くなっており、先の見通しも立ちづらいため、ナースのかかわりが停滞しているのではないかと気になっている
- Bさんは、自分からナースコールを押すことは比較的少なく、何か主張をしてくるということはないのだが、素直な反応が少なくことばもきついため、ナースたちが敬遠しがちなタイプの患者である
- Bさんの気分が落ちている様子がみられることについて、ナースとして何をすればよいのか、具体的なことを考えるところには至っていない
- Bさんのケアを考えていくうえでプラスになるのではないかと判断し、現在実習に来ている看護学生にBさんを担当してもらっている

　コンサルテーションを希望したのは、主任自身が、Bさんには精神的なアプローチが必要だろうと考えており、「スタッフに対して、Bさんへのかかわり方についてアドバイスをしていただけたら」とのことでした。

　これを受け、リエゾンナースとして、Bさんの精神状態のアセスメントを行ったうえで精神的支援について考えるとともに、ナースがBさんとどのように向き合い、かかわっていくことができるのか検討することが必要と判断しました。

# 2. 患者との初回面接：「気分の落ち込み」を引き起こしている要因を探る

　筆者が介入することについては、すでに主任ナースがBさんに説明し、承諾を得ているとのことから、早速面接を実施しました。

　事前に得られていた情報から、Bさんが「抑うつ」状態にあるのかどうかを見極める必要があると考え、睡眠状態を尋ねることから始めました。これには、以下のような答えがありました。

「夜、トイレが近いことが気になってあまり眠れていないんです。前に、睡眠薬（マイスリー®錠）をもらって飲んで眠り、漏らしてしまったことがあるので、薬はあまり使いたくありません。でも、もし漏れないようにできるのなら、薬を使ってでも眠りたいと思っています」

次に気分の落ち込みについて問うと、こう即答されました。

「前は『生きよう』と思っていたけれど、最近はあまり思えなくなってきた」

最近というのは、「ひと月ほど前」ということでした。

何かきっかけになるようなことがあったのかを尋ねると、放射線治療が終了する時期であり、「これからどうなるのだろう」ということばかり考えるようになっており、「もともと、いろいろと考え過ぎることが多く、考えていると不安になってくる。以前そのことを医師に相談したところ、抗不安薬（デパス®錠）の内服を勧められた。服用すると効果はあった」とのこと。

では、今は何が気になっているのかを続けて尋ねると、表情が曇りました。

「先週、主治医の先生から退院の話がありました。でも、自分は一人暮らしであり、今の状態では、家では1人で暮せないから、どうしたものかと考えてしまいます。入院が長くなり、足もすっかり弱ってしまっているし……。もういつ死んでもいいと思っています」

さらに、ひと呼吸あって、以下の発言です。

「最近は、少し動いただけで息苦しく感じることが増えたし、痰がからむことも多くなった気がしています。これも、気が滅入る原因になっているのかもしれない……」

こう話しながらも、「今、学生が実習に来ていて、自分を担当してくれている学生がいる」こと、「学生がそばにいて話し相手になってくれたりすると、気が晴れる」ことも話してくれました。

話を聞きながら、Bさんの表情や話しぶりを観察していたのですが、こちらからの質問には、尋ねたこと以上のエピソードを交えながら答えてくれました。また、担当している学生の話をするときには、楽しそうな表情がみられました。

うかがった話から、Bさんには次のことを伝えて面接を終了しました。

- これまでの経過や身体状況、また今後に不安を抱えていることなどから、今ぐらいの気分の落ち込みは、あってもおかしくない状況であること
- 睡眠や今後のことに関しては、具体的な対策を病棟のナースたちといっしょに考えていきたいこと

## 3. アセスメント：抑うつ傾向の要因を明確にする

面接で語られた話から、Bさんの精神状態をアセスメントするうえでポイントとなるのは、以下の3点です。

①不眠が続いている
②気分の落ち込みがある
③将来への不安がある

このうち①と②に関連して、「いつ死んでもいい」との発言もあり、抑うつ傾向が感じられました。

### 1）睡眠薬の使用量の調整が必要

まず、①の「不眠」、すなわち夜間の頻尿が気になり眠れずにいることについては、以前、睡眠薬を服用して眠り、失禁した経験から、失禁対策が万全であれば、薬を使ってでも眠りたいという希望があります。

薬剤を使用したときの睡眠状態と失禁の有無をみながら、現在の用量では効き過ぎるようであれば、1回量の調整が必要であると考えました。

### 2）抑うつ傾向が強まる可能性があるが、今はそれほど強い落ち込みではない

②の「気分の落ち込み」についてBさんは、以前は「生きよう」と思っていたのに、1カ月ほど前からはそのように思えなくなったと話しています。もともと考え過ぎる傾向があり、抗不安薬の処方を受けたことがあるとも言います。

加えて、息苦しさが増していることや先への不安、夜間眠れないことなどから、抑うつ傾向が強まる可能性があります。

しかし現段階では、「面接において、これまでの経過や現在の心境を客観的に話すことができている」こと、「学生とのかかわりを肯定的に受け止めている」こと、さらには話をしているときの表情や印象などから、気分の落ち込みはそれほど強いものではないと感じました。

### 3）退院後の生活への不安が大きな要因

③の「将来への不安」に関しては、主治医より退院の話があり、「どうなるのか」といろいろ考えてしまっているようでした。退院後の生活についての不安が、気分の落ち込みに占める割合は高いように感じました。

## 4. コンサルテーションの実際：具体的なかかわり方を提案する

### 語られた「積極的にかかわれない」理由

面接結果を伝え、ケアについてディスカッションすることを目的に、Bさんを担当しているチームのショートカンファレンスに参加しました。この日、Bさんの担当ナースは休暇をとっていたため、主任ナースとチームのスタッフナース3名の、計4名が参加しました。

その席で個々のナースから、Bさんについて次のような発言がありました。

- あまり自分からいろいろ訴えてこない方なので、対応に困ったことはない。確かにこのところ、訪室しても横になっていて、話も続かないので、必要な処置だけして退室してしまっているかもしれない
- 家族がいないので、この先どうするのかと気になってはいる。Bさん自身も以前、「こんなからだでは1人でやっていけない」と話していたし……。でも、今すぐには、どうすることもできない問題だから、話を聞いて終わり、という感じになってしまっている

- 学生といるときに、ちょっとうれしそうな表情で話している姿を見かけることがある。でも私たちには、ちょっと嫌味っぽいというか、素直でない言い方をすることが、時々ある
- 私たちには、「どうせ見捨てられているから」と言うことがあったり、投げやりな態度を見せたりすることがあり、どちらかというと積極的に訪ねたいとはあまり思わないタイプの患者さんだ

スタッフの話をひと通り聞き終えたところで、主任ナースから、「Bさんは独り身で家族の支援がなく、入院も長くなっているので、少し時間をかけてかかわる対象として学生にはよいのかなと思った」との説明がありました。

## 積極的なかかわりの提案

　話を聞いていて、Bさんの入院生活が長引き、身体的機能が衰えてきている中で、ナースたちに、ケアの方向性やかかわりの焦点の置きどころに迷いが生じている印象をもちました。Bさん自身も、またナースたちも、この先の目標を見出しにくい状況にあるのが現実です。その点を踏まえつつ、Bさんの気分の落ち込みを考慮しながら、積極的なかかわりをしてもよいのではないかと考えました。

　そこで、Bさんとの面接を実施してアセスメントした内容をナースたちに伝えるとともに、今後のかかわり方にいくつかの提案をすることにしました。

### 1）身体的ケアを意識的に行う

　Bさんは日常生活の中でどのようなことに困っているのかをナースたちに尋ねると、この日の担当ナースが、次のように答えてくれました。

　「Bさんは、少しでも動くと息苦しいということをよく言うのですが、$PO_2$を測定しても、値は問題ないんです。でも、痰がからんでいるとか、だしにくいということがあるのかと思い、さっきも、ちょっと背中をタッピングして、痰をだしてもらったところです」

　息苦しさの原因になっていると思われる痰のからみに対しては、他のナースの発言からも、同様なかかわりをしていることがわかりました。

　そこで、息苦しさの訴えに対しては、Bさんが痰をうまくだせるように、いつも行っているケアを、少し意識的に実施してみてはどうかと提案しました。たとえば、痰のからみが息苦しさを引き起こさないように、あらかじめ時間を決めておき、タッピング等のケアを実施してみる、などです。

### 2）十分な睡眠がとれないでいる状況を改善する

　睡眠状態についてはどのように考えているのか、スタッフに確認しました。

　あるナースが、夜勤で睡眠薬の服用を勧めてみたが、「眠りたいけれども、前のように間に合わなかったら困るから……」と断られた経験を話してくれました。

　Bさんが夜間の頻尿を気にして、眠れないことをがまんしていることは、スタッフも理解している様子でした。

　失禁することを気にして十分な睡眠が得られない状態が続くことは、抑うつ感が高まる要因にな

ります。このことを伝え、睡眠確保のための対策として以下の2点を提案しました。
　①睡眠薬の種類と用量について主治医と相談する
　②睡眠薬を服用したときは、尿パットをあてるなどの予防策をとることを勧める

### 3）「関心を向けている」姿勢を見せる

　日々行っているケアを通して、スタッフがBさんに「関心を向けている」姿勢を示すことが大切であると話しました。また、実習生が担当していることは、Bさんにとって、「自分に関心を向けてもらえている」と実感できる体験として期待できるものである、と伝えました。
　Bさんが、素直に感謝の気持ちが言えないことや投げやりな言動をとることについては、「これまで人にはあまり頼らずにやってきた」とBさん自身が話していたことや、長年、1人で生活をしてきたことから考え、人とのつきあいが上手ではない方なのだと認識してかかわってみてはどうか、と提案しました。

### 4）今後の方向性を具体化する

　Bさんが抱いている将来に向けた不安を少しでも軽減していくためには、退院や転院ということを漠然としたかたちのままにしておくのではなく、「からだがどのような状態になれば、退院か転院」などと、具体的なかたちで方向を提案していくことが大切です。
　そのためには、主治医の今後への考えを確認するとともに、医療ソーシャルワーカーにかかわってもらうなどの調整も必要であることを提案しました。

## 5. 結果と評価：ナースが意識的にかかわるようになっている

　カンファレンスを実施した1週間後に、Bさんとの面接とスタッフのフォローアップをする予定でいました。ところがその1週間のうちに、Bさんの呼吸状態が悪化してしまい、面接することはできませんでした。
　主任ナースにこの1週間の変化について尋ねたところ、Bさんの態度や行動に大きな変化は感じられなかったものの、ナースたちが以前と比べて意識的にかかわっていることは、感じとることができたということでした。

# 本事例のSummary

## コンサルテーションの流れ

- 意欲が低下している患者へのナースのかかわりが、停滞していると感じる

↓

- （患者の）抑うつ傾向の要因を明確にする
- （ナースの）積極的にかかわれない理由をはっきりさせる

↓

【具体的なかかわり方を提案する】
- 身体へのケア、睡眠状況の改善、「関心をもって」かかわる

↓

- 患者の変化から実施したケアを振り返る

## 対応のポイント

● 患者の抑うつ状態をアセスメントする
  ① 気分の状態：1日中気分がふさいでいたり、落ち込んだりしているか、それは毎日かどうか
  ② 興味や喜び：「何に対しても関心が向かない」「楽しいことや嬉しいことを感じられない」「何か気持ちが向けられる対象や喜びの感情を抱く」ことがあるかどうか
  ③ 睡眠状態：「眠れている」という実感があるかどうか。睡眠の持続時間、寝つきや目覚めの状態、睡眠に対する満足感、など

● ナースが抱く患者への感情の扱い
　本事例で垣間みられた患者に対するナースのネガティブな感情は、日々のかかわりに影響を及ぼす。患者のどのような言動に対してネガティブな感情を抱くのかをチームで話し合い、共有して、どのようにかかわっていくのがよいか検討する

● 日常のケアを意識的に行う
　本コンサルテーションでは、日々何気なく行っているケアの意味や効果を患者に伝え、ナースに対しては、日常的なケアであっても意識しながらかかわることを提案した。これは、患者にとっては「ケアされている」という実感につながり、ナースにとっては「意図的な実践をしている」と意識することで、かかわり方の変化を期待するものである

# NOTE-2 「抑うつ状態」のアセスメントに役立つ知識

## A　がん患者に多い精神状態としての「抑うつ」[1)-3)]

- がん患者にみられる精神症状の種類や頻度については、内外でいくつかの調査研究が行われている。それらの報告から、がんの種類や病期に関係なく、精神科領域の専門家の介入が必要になることの多い精神症状としては、「適応障害」「大うつ病」「せん妄」が指摘されている
- このうち最も高頻度でみられるのは「適応障害」で、がん患者の精神症状の中核をなすものと考えられている
- 「適応障害」とは、「重篤な身体疾患の存在やその可能性を含む重大な生活上の変化、あるいはストレス性の出来事に対して適応性が生ずる時期に発生する主観的な苦悩と情緒障害の状態」（ICD-10）である
- この場合にみられる「抑うつ気分」「不安」「心配」などの多彩な症状に対しては、医療スタッフの支持的態度が不可欠であり、がん患者の意欲や自尊心、病気から派生する現実的な問題（経済的問題、家族問題など）への対処能力を高めるような精神面へのアプローチが求められる
- 「大うつ病」とは、いわゆる「軽症うつ病」ではないうつ病である。「抑うつ気分」「活動における意欲や興味、喜びの著しい減退」「不眠（早朝覚醒、寝起きの悪さ）または睡眠過多」「易疲労感」「気力の減退」などの症状が、ほとんど1日中、ほとんど毎日続く状態（DSM-Ⅳ-TR）となり、患者自ら症状を訴えてくることが少ないため、医療スタッフに見落とされがちである
- あるいは、患者がふさぎ込んでいることに気づいていても、医療スタッフは「がんなのだから気落ちしていて当然」と解釈しがちでもある。しかし、適切な治療が行われないと自殺につながることもあるため、注意深い対応が求められる

## B　身体疾患とうつ病の合併[4)]

- 身体疾患患者にみられるうつ病の合併率は、一般に30％前後と考えられているが、その頻度は、病気の種類や病期、症状、特に疼痛の有無やその程度などにより大きく異なってくる
- 心筋梗塞発症後にうつ病が合併することはよく指摘されているが、欧米のデータによると、その頻度は34％（うち半分は軽度のうつ病）、糖尿病患者では大うつ病が15～20％、脳梗塞などの脳血管障害患者では、急性期に25％で、発症から3年が経過した時点では、いわゆる「脳卒中後うつ病」が29％にみられると報告されている
- がん患者については、全体の28％にうつ病が合併し、なかでも乳がん、とりわけ再発乳がん患者においてその割合が高いことが報告されている
- 身体疾患に合併するうつ病、いわゆる「症候性（器質性）うつ病」と体質や遺伝などで起こると考えられている「内因性うつ病」の症状レベルでの違いについては、内外でさまざまな検討が重ねられている
- その比較において、身体疾患患者にうつ病が合併した場合は、「自殺念慮」は少ないものの「不安」「絶望感」「悲観的思考」が大きいとの説もある。しかし、その鑑別は容易ではないというのが、現時点での結論である

## C　「抑うつ状態」と「うつ病」の関係

- 感情や思考、意欲といった精神現象にみられる異常は、「感情面でも、また思考もいつも通りでとくに異常は感じられないが、意欲だけがどうもいつもと違う」といったかたちで現れることはまずない。「どうも何もする気がないようだ」と意欲の低下が認められるようなときは、同時に感情や思考の面にも、大なり小なりの変化が表れているものである

- このような精神現象にみられる病的な状態をひとくくりにした精神状態は、身体疾患でも用いられているように、「症候群（状態像とも呼ぶ）」としてとらえられる
- 「抑うつ状態」は、この症候群の一つである。感情面では「憂うつ」「抑うつ気分」「悲哀」、思考面では「思考の抑制・停止」、意欲面では「意欲の低下」「興味・関心の低下」「希死念慮」などが、多少なりともみられる状態で、その表れ方や程度はさまざまである
- いわゆる「うつ病」は、抑うつ状態を呈する病態の診断名の一つで、DSM-Ⅳ-TRでは、「気分障害（いわゆる躁うつ病）」の中の「大うつ病エピソード」に該当する。この他、抑うつ状態を示す診断名には、適応障害や統合失調症などがある

【文献】
1）西山詮・編：最新リエゾン精神医学．新興医学出版社，1999, pp75-86.
2）WHO・編（融道男，中根允文，小宮山実，他・訳）：ICD-10精神および行動の障害；臨床記述と診断ガイドライン．新訂版，医学書院，2007, pp129-131.
3）American Psychiatric Association・著（高橋三郎，大野裕，染矢俊幸・訳）：DSM-Ⅳ-TR精神疾患の分類と診断の手引．新訂版，医学書院，2003, pp137-139.
4）保坂隆，佐藤武：身体疾患患者のうつ病合併率．臨牀看護 27(8)：1167-1171, 2001.

# C 怒りやイライラ感が強い患者

## 「トゲのある口調」がみられる患者への対応事例

　入院生活や治療が長期にわたる場合、患者はしばしばイライラしたり、怒りの感情を表出したりすることがあります。その矛先が医療スタッフ、とくにナースに向くことも少なくありません。

　このような患者に対応するとき、その言動に脅威を感じて萎縮してしまう場合もあれば、逆に患者に対して怒りを感じる場合もあります。

　ナース自身の感情にも目を向けながら、患者の怒りやイライラ感にどのように対応していくかを考えます。

### 事例紹介

患　者：50歳代の女性Cさん
病　名：交通事故による多発骨折

#### 患者の状態

- バイクで通勤途上に遭遇した自動車との接触事故により、多発骨折（上腕骨、鎖骨、肋骨、腰椎圧迫骨折）と数カ所の裂傷で緊急入院した
- 入院後、ほぼ2カ月が経過している。この間に2回の手術を受け、ずっと安静臥床が必要な状態が続いている
- 主治医を含む医療スタッフは、治療による行動制限を強いられる生活が長期化しているCさんが、精神的にもストレスフルな状況にあることを考慮し、傾聴する姿勢で対応することを心がけてきた
- しかし最近のCさんは、イライラした様子を見せることが多くなり、ナースのみならず主治医に対しても、トゲのある口調で返すようになってきている

#### ナースが対応に困っていること

- Cさんが一度怒りだすと、なかなか収まらない
- ゆっくり時間をとることができないときに、どのように対処したらよいか

Ⅰ章／身体疾患患者にみられる精神的諸問題への対応

## 1. コンサルテーションの導入：イライラが始まったころの様子を聞く

　担当ナースから筆者（リエゾンナース）に対して、「イライラしているときに、ゆっくり時間をとることができない場合には、どのように対処したらよいか困っている」「ナースへのアドバイスがいただきたい」と、コンサルテーションの依頼がありました。

　まずは担当ナースに会い、Ｃさんにイライラした様子がみられるようになったころの話を聞きました。

　「Ｃさんは事故の被害者であり、加害者である車の運転手とは補償の話が進んでいると聞いています。先日、その加害者の方が面会にみえたのですが、会いたくないというので帰ってもらいました。イライラすることが多くなったのは、その後からのような気がします」

　Ｃさんは入院以来、骨折部位が多くて痛みもあるため、からだの動きが大きく制限されていましたが、現在はリハビリに重点を置く時期になってきています。しかし、3回目の、最後の手術を控えているためか、痛みがあるからなのかわかりませんが、リハビリになかなか積極的になってもらえません。ナースが少しでもリハビリを勧めようとすると、「怒りだしてしまい、一度怒ってしまうとなかなか収まらなくて大変です」と言います。

　入院当初から怒りが強かったのかどうかを聞いてみると、「最初はそうでもなかったのですが、2回目の手術を終え、利き手の動きが制限されたうえに、痛みがでてきたころから、イライラが強くなった気がします」との答えでした。

## 2. アセスメント：怒りやイライラ感の要因と対応上の問題を明確にする

　担当ナースからの間接的な話だけで、Ｃさんの怒りについて十分にアセスメントするのは難しいと感じました。できれば面接してＣさんから直接話を聞きたいところですが、担当ナースは、「Ｃさんの今の状態では、リエゾンナースをうまく紹介できない」とのことでした。

　そこで、得られている情報から予測される現在のＣさんの精神状態として、以下の3点を担当ナースに伝えました。

### 1）事故に遭ったことへの怒りが表出されやすい時期にある

　Ｃさんにとって今回の入院や治療は、全く予想外の出来事であった。しかも事故については、被害者の立場にある。被害者としての意識から、事故に遭ったことに対する怒りがもともとある。そこに、加害者の来院や補償の話が進むことで、改めて事故について考える機会が増え、事故そのものへの怒りが表出されやすくなる時期にあると考えられる。

### 2）怒りの矛先がスタッフや主治医に向いている

　その怒りをＣさんは、身体的な苦痛と相まって、日々のケアにかかわるナースや主治医に向けて表出するようになっているのではないか。とりわけリハビリは、身体的苦痛を伴うものである。そ

れだけに、リハビリを促し、そこにかかわるナースに対して直接的な怒りが表出されていると考える。

### 3）患者自身の感情のコントロールが難しい

Cさんは、入院生活が2カ月と長期化しているうえに身体的苦痛も大きいことが、感情のコントロールを難しくしている要因の一つになっているものと思われる。しかし、Cさんから直接話を聞いていないので、リエゾンナースとしては、十分なアセスメントができない。

したがって、スタッフナースが日々のケアの中で、Cさんについて、以下の2点を確認していく必要がある。

① もともと感情の起伏の激しい人だったかどうか
② 過去に、このところのように自分の感情をコントロールするのが難しくなった経験があるかどうか

## 3. コンサルテーションの実際：主体的なかかわりへの具体策を提案する

担当ナースの話を聞いていて、「Cさんのイライラや怒りに対する戸惑いがあること」、そのために「Cさんの言うことが優先され、日々のケアの主導権はCさんにあること」が、かかわりを難しくする要因の一つになっているように感じました。

この先、今のCさんの現状を把握しながら、主体的にかかわっていくための具体的な対応策として、担当ナースには、以下の提案をしました。

### 患者に向けた3つの問いかけ

Cさんに限らず、患者にイライラした様子がみられたり、怒りを表出したりしているときに冷静な受け答えを求めるのは難しいものです。Cさんの気分が落ち着いているときに、以下の内容について聞いてみます。

#### 1）2回目の手術以降、気分が不安定になる時間が多くなっているかどうか

ナースからみてCさんは、2回目の手術を受けた後からイライラすることが多くなっている印象があるが、Cさん自身はどのように感じているのか。自身の体験を確認する。

#### 2）身体的苦痛によりイライラ感が引き起こされるのか、気分の不安定さやイライラ感が苦痛につながるのかどうか

今回の入院や手術が突然の事故被害によるものであり、しかも入院が長期化していることから、精神的ストレスは大きいことが考えられる。そのため、気分の状態に身体症状が影響を受けているのかどうか、そのことの自覚があるのかどうかを把握する。

#### 3）イライラしてどうしようもないときに、ナースに何を望んでいるか

CさんがイライラしているそのときにÏどうしてほしいのか」を聞くことは、容易ではない。C

さんが精神的に落ち着いているときを見計らい、「イライラして落ち着かないときに、私たちにこうしてほしいと望むことはありますか」と、聞いてみる。

担当ナースに以上の3点を提案しました。これまでに得た情報から、Cさんへのかかわり方の困り具合がナースによって違うのではないかと考え、ショートカンファレンスでチームナースから話を聞くことにしました。

## 初回ショートカンファレンス

担当ナースと面談した数日後のカンファレンスには、主治医と看護師長、副看護師長、担当ナースを含むスタッフナース6名が参加しました。

冒頭、担当ナースから、前回筆者が提案した質問をCさんに聞くことは、まだできていないという話がありました。これに関連し、Cさん担当チームのSナースから、「怒りが強くでることが多くて対応に困る」という発言があったのを皮切りに、以下のようなやりとりが続きました。

筆　　者：怒りがでているのは1日中ですか？
Sナース：1日中ということはないけれど……。一度爆発すると、収まるまで2時間くらいかかるときがあります。
筆　　者：1日のうちでどの時間帯に困ることが多いですか？
Sナース：夜です。鎮痛剤と眠剤でなんとか眠れているときはいいのですが、たとえば日勤帯で爆発すると、余波は準夜にくるので、その夜勤帯のナースは、勤務の最初からCさんのイライラにつきあうことになり、大変なんです。
筆　　者：対応するナースによって、Cさんの態度が変わるということはありますか？
Sナース：担当チーム以外のナースに対しては、それほどきつくあたることはないようです。

このカンファレンスには、今までCさんから怒りをぶつけられたことがほとんどないという、別のチームのナース2名も参加していました。彼女らは、「夜勤帯でナースコールに対応していくことくらいしかCさんとのかかわりがないので、怒られたことはない」と発言しました。

これを受けて看護師長が、Cさんと距離のある人には遠慮があるように感じていると話すと、Sナースが、「前の勤務帯で担当したナースのことを、名指しで非難するのを聞かされるのは、つらい」と訴えました。

Cさんはたびたび、訪室したナースに、他のナースを非難する話をしているようでした。

この場で語られた主治医の見解は、「リハビリの進行は明らかに遅い。痛みの訴えも、身体的なものだけとは思えない。肘の褥瘡はリハビリが順調であればできなかったかもしれない。次の手術が終われば、転院してリハビリをすることになると思う」というものでした。

## 怒りをぶつけられるナースとそうでないナースの存在

それぞれの発言から、怒りをぶつけられるナースは困っているものの、その経験のないナースは、

Cさんとのかかわりで困ることはないということがわかりました。
　Cさんの怒りは交通事故に起因しており、ナースの対応により鎮静を期待できるものではないと思われます。この点を伝えたうえで、具体的な対応策として、同じナースが何度も対応しなくてもよいように、怒りをぶつけられるナースとそうでないナースが交互に対応してはどうかと提案しました。

## 1週間後の2回目カンファレンス

　その1週間後に開いたショートカンファレンスでは、まず、担当ナースが次のように切りだしました。
　「Cさんのイライラにあまり変化はありません。リエゾンナースに会ってみることを提案したのですが、『私は大丈夫』とのこと。前回提案していただいたナースの交代は、他のチームのナースにかかわってもらうタイミングがつかめず、うまく交代できていません。Cさんは、ナースに気を使っていると話しており、ナース側もCさんに気を使っているのに、お互いにかみ合っていない感じがしています」
　これに続き、同じ担当チームのSナースとTナースが、それぞれ次のように発言しました。
Sナース：以前は、体位変換や日々のケア方法がナースによって少しでも違うと、Cさんはすぐにイライラし始めたものです。でも最近は、対応を統一しているので、前ほどはイライラさせることはなくなったと思います。
Tナース：私は、Cさんがイライラしたり、怒ったりすることがあっても、仕事だと割り切っているので平気です。
　こうした発言から、同じチームスタッフとしてCさんにかかわっていても、ナース個々の感じ方や考え方は同じではないため、チーム内でのかかわり方や受け止め方のバランスがとれているように感じました。
　主治医から話のあったリハビリの進行が遅い点に関しては、来週に3回目の手術を控えていることも考え、その手術後に、Cさんがどのような反応を見せるかによって、対応の仕方を改めて検討することになりました。

## かかわりに変化がでていることを確認

　ナースたちの発言を聞いていて、担当ナースの思いとチームナースの気持ちに温度差があるように感じました。そこで、カンファレンスの最後に次のように伝えました。
　「Cさんに対する気持ちは、同じチーム内でもナースによって違っていますが、それぞれの思いは違っていても、統一したかかわりができる方向に向かっているのはよいことだと思います。患者さんを長期にわたり支え続けることは、患者さんにとってもナースにとっても忍耐のいることですが、2回のカンファレンスを通して、**Cさんの怒りに圧倒されずにかかわることができるようになってきている**と感じています。日々のかかわりでの変化が見えにくくても、週に1回振り返ることによって、変化が見えることもあります」

## 4. 結果と評価：患者の変化がナースのストレスを和らげている

　さらにその1週間後に開いた3回目のカンファレンスも、前回同様、担当ナースの発言からスタートしました。
　「昨日の手術後、Cさんはこちらが思ったほどには痛がらず、リハビリにもやる気を見せています。調子がよすぎるような気がして、この状態が続くかどうか心配です。最近は、言われっぱなしにせず、言い返すようにしてみています」
　これを受けるかたちで、以下のやりとりが交わされました。

筆　　者：Cさんの反応は？
担当ナース：わりといい感じがします。Cさんから「私はいっぱい言うけど、8割くらいは聞き流して」と言われたので、「聞き流しているよ」と言ってみました。
師　　長：3回目の手術を終えて利き腕が動くようになったので、一歩前進したと思えているのではないかしら？
Sナース：この前、ナースコールで呼ばれて行ったときに、「1人では動かせないから支えてほしい」と頼まれました。これまでだったら、「何とかして！」でしたから、この差は大きいと感じました。

　これらの発言から、3回目の手術を契機にCさんの態度が変化したこと、それによりナースたちが以前ほどのストレスを感じることなく対応できるようになっていること、がわかってきました。

### 患者と、怒りについて話し合う機会をつくる

　そこで、週1回の振り返りの場として続けてきた定期的カンファレンスは、この回で終了することを提案しました。これにナースたちの了解が得られたため、最後に「怒り」について次のような話をして、本コンサルテーションを終了しました。
　「ナースは、患者さんからいろいろな感情を向けられます。怒りの感情やそれに伴う攻撃的な物言いなどは、ナース自身もストレスに感じます。患者さんから怒りをぶつけられたときに引き起こされる感情は、同じように怒りであったり、反対に悲しさや気分が滅入る感覚であったりします。患者の怒りが何によるものなのかわからないときには、理不尽さを感じることもあると思います。そのようなときには、少し時間をおいて落ち着いてから、何について怒りを表出していたか、患者さんと話し合う時間をつくってもよいと考えています」

C 怒りやイライラ感が強い患者

## 本事例のSummary

**コンサルテーションの流れ**

- 患者の怒りやイライラへの対応に困る

↓

【カンファレンスを実施】
- 患者の情報を共有する
- ナース個々が感じている患者への対応の困難さを明確にする

↓

【患者へのかかわり方を提案】
- 同じナースが何度も対応しなくてもよいように、交互に対応することを提案

↓

- 患者の変化がナースの対応に影響を与える

**対応のポイント**

● 患者の感情をアセスメントする

　患者が怒りやイライラを表出する場合は、その感情が何に由来するものなのかをアセスメントし、そのうえで具体的な対応策を検討する。本事例では、初回コンサルテーションで担当ナースから得られた情報をもとに、以下の3項目についてアセスメントした
　①怒りの要因　　②現在の怒りの対象　　③患者の感情のコントロールの程度

● 怒りのとらえ方

　本事例では、事故による入院という不測の出来事に対する怒りが大きいため、日々のかかわりの中で対応に注意しても、患者の怒りを静めることは難しいと考える
　患者の怒りを増強させないように配慮したかかわりは必要だが、それだけで怒りを静めることはできないことも理解しておく

● チームとしてのかかわり方

　チームで同じ患者にかかわっていても、患者に対する感情はナースによりさまざまである。対応が難しい患者の場合は、お互いの負担感を共有し、チームで支え合う意識をもつためにも、どのような感情を抱いてかかわっているのか、カンファレンスなどで話し合う
　コンサルテーションでは具体的なかかわり方を提案するが、実践するかどうかは現場のナースの判断に任される。そのときの患者の様子やタイミングなどで、提案した方法が実践できないこともある。実際にできなかった場合は、再度、実現可能な方法をいっしょに検討していく

# NOTE-3 「怒り」「イライラ」のアセスメントに役立つ知識

## A 患者の怒りに直面する場面[1]

- 喜怒哀楽ということばがあるように、怒りや憤り、イライラ感などは、誰にも備わった基本的な感情であり、その感情自体は必ずしも病理的なものではない。むしろ健康に生活していくうえで、こころのエネルギーともいうべき重要な役割を担う重要な感情でもある
- しかし、その沸き起こる怒りを、ときに自らコントロールすることができなくなり、かんしゃくを起こしたり、他者に攻撃的な言動を向けたりするようになると、人間関係をはじめとする日常の生活にさまざまな支障をきたすことになる
- 本事例のように、病床にある患者の怒りやイライラの矛先が医療者に向けられ、その対応に苦慮する例は少なくない
- 一般病棟において、患者の怒りが表面化する局面はさまざまだが、一般に以下の2つの場面に大別されると考えられている

> ①患者が病気の悪化や予後への不安など、何らかの脅威を体験しており、それに対する無力感と抑うつ気分が高じて怒りの感情が発現し、それを自ら処理しきれず、ナースに向けられる場合
> ②ナースが患者に理不尽なことをして脅威を与えたり、頼まれていたことを忘れたり、必要以上に待たせたりするなど、ナースの言動が患者にとって不本意で、不満を与えるようなことがあり、患者にコントロールを超える怒りの感情が生じ、それがナースに対する言動となって表れる場合

## B 患者の「怒り」に対するナースの反応[2]

- 患者から怒りを向けられたときにナースにみられる反応としては、以下が考えられている

> ①患者の感情を自分に向けられた個人的なものとして受け止め、強い不安や怒りを感じる、あるいはその感情は自分のせいだと思い込み、自分自身を責めるなど、精神衛生上好ましくない情動反応を示す
> ②怒りをぶつけてきた患者に対して怒りを感じ、その患者を感情的に攻撃したり、避けたりすることにより自分の立場を守ろうとする態度にでる
> ③患者の怒りを、自分がその患者に行ったケアの質に対する不満として受け止めるなど、特定の事柄と結びつけ、ナースとしての自分の価値が正当に評価されない不満と憤りを感じたり、フラストレーションを経験したりする
> ④患者の怒りの言動を前にして、居心地の悪さを感じたり、怒りが行動化することによりけがをさせられるかもしれないという恐怖感を抱いたりして、そこで生じる自分の怒りを抑制したり、否認したりする
> ⑤情緒的・身体的苦痛を経験することを恐れて、その患者と正面から向き合うことを避ける

## C 患者の「怒り」に遭遇したときのナース自身の「怒り」のコントロール法[3]

- 患者の怒りに反応してナース自身が怒りをおぼえたりネガティブな感情を抱いたりすると、その後のかかわりに支障をきたすことがある。それを避けるためには、自らの感情をうまくコントロールする必要がある。そのポイントとして、以下の4点が挙げられる

①自分が患者に対して怒りを感じていることに、できる限り早い段階で気づき、その感情を自覚する
②自らの怒りの程度（強さ）の理解に努め、できれば精神的に余裕があり、理性的でいられるうちに、自分の感情を、そのときその場の状況に即し、できるだけ穏やかなかたちで表現して相手（患者）に伝えておく
③患者から自分に向けられた言動に脅威を感じ、怒りをおぼえた場合には、その脅威をそのまま感情に表して患者や周囲にぶつける前に、自分が相手の言動の何に、どのような理由から脅威を感じているのかを、怒りのプロセスを冷静に振り返り、明らかにする
④脅威に感じていることを率直に言語化して伝え、患者と話し合う。その際、脅威が明らかに患者の怒りの言動によると判断される場合は、その言動は根拠のあるものと想定して、その根拠を示してくれるように患者に問いかけ、返された根拠に妥当なところがあればそれを素直に認める

【文献】1）野嶋佐由美，南裕子・監：ナースによる心のケアハンドブック：現象の理解と介入方法．照林社，2000，pp222-223．
2）リンダ・M.ゴーマン，ドナ・F.サルタン，マーシャ・L.レインズ・編著（池田明子・監訳）：心理社会的援助の看護マニュアル：看護診断および看護介入の実際．医学書院，1999，pp75-100．
3）野末聖香・編：リエゾン精神看護：患者ケアとナース支援のために．医歯薬出版，2004，pp105-109．

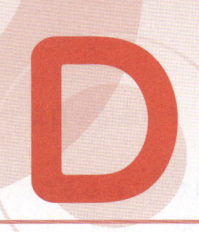

# D 依存傾向がある患者
## ナースを引き留める患者への対応事例

　他者に「頼りたい」「甘えたい」「保護を受けたい」といった依存欲求は、病気の有無に関係なく、誰もがもっています。
　しかし、自分で十分できる状態にあるのに繰り返し手助けを求めてナースコールをしたり、常に「そばにいてほしい」と訴えたりと、患者の対人依存度が高くなってくると、ときにナースは、「困った患者」として、ネガティブな感情を抱くことがあります。
　ここでは、がんの転移による脊椎圧迫骨折が原因で歩行に支障をきたした高齢患者を例に、依存性への対応について考えます。

### 事例紹介

患　者：70歳代の女性Dさん
病　名：肝硬変、肝細胞がんの脊椎転移

#### 患者の状態
- 数週間前から下肢にしびれを自覚するようになったが、様子をみていたところ、下肢全体に麻痺が出現し、自力での歩行が困難になった
- 検査の結果、肝細胞がんの脊椎転移による神経圧迫が原因の下肢麻痺と診断される
- 突然の出来事に、Dさんは数日間、「情けない。これからどうなってしまうの」「また歩けるようになりたい」などと、泣きながら訴えていた

#### ナースが対応に困っていること
- 下肢麻痺の診断後、少し手を伸ばせば届く位置にあるものでも、「とってほしい」とか、「布団をかけなおしてほしい」など、日常の些細な用事で、頻繁にナースコールをしてくる
- 最近は、自分にとって頼みやすいナースを名指しでコールして用事を頼むなど、ナースの好き嫌いが激しくなってきている

## 1. コンサルテーションの導入：些細なことで繰り返されるコールがストレスになる

　担当ナースからコンサルテーションの依頼内容を聞いた時点で、筆者（リエゾンナース）は、ナースたちには、Dさんにかかわることでのストレスがあると推察。そこで、Dさんのケアにあたるチームメンバーでカンファレンスをもつことを提案しました。

　初回のカンファレンスには、その日勤務していたスタッフナース4名と主任ナースが参加しました。まずスタッフナースから、自分がかかわったときのDさんの言動が矢継ぎ早に語られました。

Aナース：ナースコールで呼ばれ、タオルをとるように言われ、すぐまたコールされて、お茶が飲みたいと言われました。用件を済ませ、他に必要なものを尋ねたところ、「来るのがいやだから、そんな質問をするのか」と言われた。腹が立ったが、「自分でできることはやられたほうがいいですから」と、努めて冷静に答えました。

Bナース：夜勤で、担当として挨拶に行った際に、「手を伸ばすと背中に響く感じがしてつらいので、ナースコールをしたらできるだけすぐに来てほしい」と言われました。しかし、その夜は忙しくて要望通りにはできず、内心悪いと思っていた。するとその翌日、「昨夜はナースコールをしても誰も来てくれないので、困って悲しくなった」と、別のナースに泣きながら訴えたと聞かされ、私のほうが悲しくなりました。

Cナース：私の場合は、「暗くなると寂しくなってくるので、消灯過ぎに見回りに来てほしい」と言われました。でも、消灯前に訪室しておけば安心して眠ってもらえて、深夜のコール回数が減るだろうと考え、コールはなかったのですが、いったん訪室して、「用事はありませんか」と尋ねてみました。すると、「そんなことを聞いてくれるのはあなただけです」と延々と話され、しばらく部屋からでられませんでした。

　以上に加え、ナースたちの話から、Dさんの家族背景として、夫は5年前に病死していること、面会は週末に、嫁いだ娘が来ているが、高齢の姑を抱えているうえに、子ども（Dさんにとっては孫）がまだ幼少ということもあり、洗濯物などの用事を済ませるとすぐに帰っていることがわかりました。

　また、病状と今後の見通しについて、主治医からDさんと娘に対して、下半身の麻痺はがんの転移によるものであり回復の見込みはないこと、今後は長期療養できる病院を探して転院していただく予定であることが、すでに伝えられていました。

## 2. アセスメント：ネガティブな感情が理解を妨げる

　ナースたちの様子や話の内容から、筆者は、ナースたちがDさんに対してネガティブな感情を抱いていると感じました。そのネガティブな気持ちが強くなり過ぎているために、現在の患者の気持ちを理解することができなくなっている、と考えました。

I章／身体疾患患者にみられる精神的諸問題への対応

## 3. かかわり方の提案：Dさんの感情に巻き込まれない

　まずは、現在のDさんの精神状態をアセスメントする必要があると考えた筆者は、そのための情報を得る方法として、以下の3点につき、Dさんに直接聞いてみることを提案しました。
　①家族から十分なサポートが得られない現状をどのように受け止めているのか
　②自分の病状についてどのように思っているのか
　③ナースに望むことは何か
　筆者のこの提案に、担当ナースから、「週末に勤務の予定があるので、そのときに少し時間をとってじっくり聞いてみたい」と申し出があり、情報収集は担当ナースに一任することとしました。対応については、その情報が得られる1週間後に改めてショートカンファレンスをもち、そこで検討することを決めました。そのうえで、次回カンファレンスまでの1週間は、Dさんの感情に巻き込まれ過ぎないようにかかわっていくことが大切であることを話しました。
　また、最低限必要なものは自分でとることができるように手元にセッティングしておくことも大切だが、事前に「次はいつごろ来るか」、および「ナースコールがあってもすぐに対応できないこともあること」を、Dさんにきちんと伝えておくことを心がけてはどうか、と提案しました。
　担当ナースから、「リエゾンナースと話してみてはどうですか」と提案してもらったところ、「知らない人とはあまり話をしたくない」という返答だったとのこと。Dさんの意向を汲んで筆者は、今回は面接を行わず、引き続きカンファレンスに参加して、Dさんへのかかわり方をナースとともに考えていくという立場をとりました。

## 4. 1週間後のカンファレンス

### ■「家族」「病状」「ナース」へのDさんの思い

　1週間後のカンファレンスでは、冒頭で担当ナースから、前回のカンファレンスで課題に挙げられた3点について、Dさんと話し合って得た情報の報告がありました。
　①家族からのサポートが十分でない点については、話の端々に娘への遠慮がうかがわれ、「嫁いでいて、子どももいるわけだから仕方ないですよ」と語るものの、**その表情は寂しそうだった**
　②自分の病状に関しては、麻痺を自覚した当初は、「すぐにまた歩けるようになるのではないか」と軽く考えていた。**今でも「きちんとリハビリをすれば、もう少し動くようになるのではないか」と思っていることがわかった**
　③ナースへの要望については、「みなさんが忙しいことはわかっている。でも、用事を済ませるとすぐにでていこうとするから、**次はいつ来てくれるのだろうと不安になって、引き留めたり、すぐに呼び戻してしまったりする**。悪いなあと思うこともあるけれど、この状態ではしょうがない」と話した

### 悪口を聞かされるのが嫌で行きたくない

　担当ナースの報告が終わると、スタッフナースから、「この1週間もDさんの様子に変化はなかった」「提案された、事前に断りを入れておく方法をとってはみたが、病棟が忙しくて、ナースコールがあっても待たせてしまうこともあり、Dさんは時々怒っていた」といった発言が続きました。
　やがて話題は、「自分以外のナースの悪口を聞かされるのが嫌だ」ということに集中しました。その中に、「ナースの悪口をまた聞かされるのではないかと思うと、Dさんのところに行きたくない気持ちが強くなる」という発言がありました。
　そこで、Dさんが別のナースの悪口を言っているときにどのような対応をしているのかを尋ねたところ、多くのナースは、「黙って聞いている」ことがわかりました。その一方で、あるナースは、「聞きたくありません」とだけ言って、部屋をでてきてしまったことがあると話してくれました。

### ナースを引き留めておきたいDさんの気持ち

　ナースたちの話を聞いていて、Dさんは、敬遠されることを承知のうえでナースを引き留める手段として「悪口」を言っているのではないか、と考えました。いずれにしても、ナースが「聞きたくない」と思いながらDさんの話を聞いていても、その気持ちが表情や態度にでる可能性があります。その点を考え、「その気持ちをDさんに話してみてはどうか」ともちかけてみました。
　これには、「どのように言えばいいのか」との質問があり、たとえば次のように話してみてはどうかと提案しました。
　「Dさん、この前も同じ話をうかがいましたのでお気持ちはわかりました。私から、Dさんが思っていることを彼女に伝えておきましょうか」
　「Dさんの話を聞いていると、私のことも、他のナースに言っているのかなと思って気になります」
　この提案に対するナースの反応は、「言ったことがないので、言えるかどうかわからない」というものでした。
　そこで、「無理してまで言わなくてもいいと思います。方法としての提案なので、実行するかどうかはみなさんにお任せします」と伝え、この日のショートカンファレンスは終了しました。

## 5. 結果と評価：ナースの対応に余裕が出てきた

　さらにその1週間後のショートカンファレンスでは、Dさんの転院先がほぼ決定したという話から始まりました。
　ナースコールの多さは変わらないようでしたが、ナースたちは訪室時に、いくつか用を済ませたうえで、ナースコールにすぐに対応できない場合もあると伝えることを、どのナースも心がけているようでした。Dさんがナースの悪口を言うことも相変わらず続いていたようですが、「あまり気にしなくてもよいと思えるようになった」と話していました。

I章／身体疾患患者にみられる精神的諸問題への対応

　前回提案した、Dさんに自分の気持ちを直接伝えることはこの間、誰もできなかったようでした。しかし、ナースたちの発言からは、Dさんへの対応に少し余裕がでてきた様子が伝わってきました。
　こうしたナースたちの変化と、Dさんの転院が決まったことを受け、定期的にショートカンファレンスで対応について話し合うことは、終了することとしました。

## 本事例のSummary

### コンサルテーションの流れ

- 些細な用事でコールを繰り返し、ときにナースの悪口を言う患者への対応に悩む

↓

【チームカンファレンスを実施】
- 患者に対するネガティブな感情が表出される

↓

【ナースチームにかかわり方を提案】
- 患者の理解を深めて、引き留めたい気持ちを知る
- 患者の感情に巻き込まれない

↓

- 患者の転院が決まる
- 患者の言動に変化はなかったが、ナースは余裕をもって対応できるようになる

### 対応のポイント

● **患者の本当の望みは何か考える**
　本事例では、Dさんが他のナースを「悪く言う」ことが、ナースのネガティブな感情を強くしていた。他者の関心を得ようとする行為には、「好意をもたれること」と「嫌な気持ちにさせること」の両方がある。患者の話す内容が自分の嫌な気持ちを引き起こす場合には、話の内容だけにとらわれず、患者が本当に望んでいることは何かを考えてみる必要がある

● **ナースの気持ちを伝える**
　患者の話を聞くことは大切である。しかし、本事例のようにナースが自分の気持ちを抑えて患者の話を聞いていても、その気持ちが表情や態度にでる可能性がある。率直に自分の気持ちを患者に伝えることも対応の一つである。ただし、無理に伝える必要はない。「このような方法もあると気にとめておく」ことで、気分的に楽になれることを想定している

# NOTE-4 「依存性」のアセスメントに役立つ知識

## A　日常的な「依存」と精神医学上での「依存症」[1)2)]

- 「依存」という言葉を『広辞苑』（第五版）で調べると、「他のものを頼りとして存在すること」とある
- 依存とまでいかなくても、精神的に親やきょうだい、友人などに頼ったり、力を借りたり、何かを支えにしたりすることは人間として生きていくうえで必要不可欠なことである。誰の助けもいっさい借りず、精神的にも誰にも頼らずに社会生活を送ることができるのは、極めて限られた一部の人でしかない
- ただし、乳幼児ならともかく、成人してからの依存にはおのずと限度がある。その頼り方、依存の仕方が、その対象なくしては自分を支えきれない、さらには精神的に不安定となり生きていけないというような状態に陥ると、「依存症」という精神疾患とみなされる
- WHOが採択した国際疾病分類ICD-10では、「ある物質あるいは物質使用が、その人にとって以前にはより大きな価値をもっていた他の行動より、はるかに優先するようになる」状態を、依存症（ICDでは「依存症候群」）の中心概念に据えている
- また、精神疾患の中には「依存性パーソナリティ障害」という診断名もある。アメリカ精神医学会のDSM-Ⅳ-TRではその特徴を、「面倒をみてもらいたいという広範で過剰な欲求があり、そのために従属的でしがみつく行動をとり、分離に対する不安を感じる」と説明している

## B　依存的な患者に対するナースの反応[3)]

- 「頻繁にナースコールをする」「自分でできるのに何かと手助けを求める」「長々と話して引き留める」など、患者から依存的な言動を向けられたときにナースにみられる反応としては、以下が挙げられる

> ①患者の依存的な言動にナースとしてどこまで応じられるかは、個人差がある。しかし、その個人差にも限度があり、不合理な要求が繰り返され、それにナースが振り回されたり、要求に応えてくれないからと患者が責める、おどすなどの問題行動を示したりするようになると、チーム全体が対応の行き詰まりを感じるようになる
> ②際限のない要求が続くと、対応の行き詰まりからストレス状態に陥り、その患者に対してフラストレーションや怒りを感じるようになる
> ③患者の要求のすべてに対応しきれない状態が続くと、ナースとしての自分の能力に自信がなくなり、不安や無力感を感じるようになり、居心地の悪さや罪悪感から患者を避けたくなる
> ④患者の要求を満たすことだけに価値を置き、患者が「努力すれば自分でできること」や「本来すべきこと」まで手助けしてしまうために、患者の自立を妨げ、回復を遅らせてしまう
> ⑤ナース自身に他者への依存傾向がある場合は、患者が依存的になっている背景を容認し過ぎるあまり、要求のすべてに応えようとしてしまう

## C　パーソナリティの変化から依存の背景を察知[4)]

- 患者から頼りにされていると感じることは、ケアを提供する立場にあるナースにとって、悪い気はしないものである。自分が患者から必要とされている存在として受け止め、その期待に応えたいとの思いから、ともすると多少の不合理さを認めつつも、患者の要求を聞き入れてしまいがちである
- しかし、患者の要求が過度になり、対応しきれなくなってくると、患者の依存的な態度にネガティブな感情をもつようになってくる

- このような結果を招かないためには、ナースに過度に依存する患者に遭遇した場合は、患者が自分では解決できない不安や苦悩を抱えており、そのよりどころをナースに求めていると察知する必要がある
- この察知の前提として重要なことは、患者本来のパーソナリティ、すなわち患者が原疾患に罹患する前、あるいは入院する前のパーソナリティを知ることである
- 具体的には、患者の家族や友人など日常的に親交のある人に、健康に生活していたころの患者の性格や人間関係のあり方などを聞いてみるとよいだろう
- その結果、語られる人となりと目の前にいる患者像との間にギャップがあることがわかれば、そのギャップが大きければ大きいほど患者が抱える精神的苦悩は大きいと理解し、その苦悩へのケアを主眼に、かかわっていくことが必要である

【文献】
1) American Psychiatric Association・著（高橋三郎，大野裕，染矢俊幸・訳）：DSM-Ⅳ-TR精神疾患の分類と診断の手引．新訂版，医学書院，2003，pp240-241．
2) WHO・編（融道男，中根允文，小宮山実，他・監訳）：ICD-10精神および行動の障害；臨床記述と診断ガイドライン．新訂版，医学書院，2007，pp87-88．
3) リンダ・M.ゴーマン，ドナ・F.サルタン，マーシャ・L.レインズ・編著（池田明子・監訳）：心理社会的援助の看護マニュアル；看護診断および看護介入の実際．医学書院，1999，pp224-237．
4) 南裕子・編著：実践オレム-アンダーウッド理論：こころを癒す（アクティブ・ナーシング）．講談社，2005，pp332-338．

# E せん妄が疑われる患者
## 夜間に不穏になる患者への対応事例

　「せん妄」は、注意力の低下や認知、知覚などの障害が重なる複雑な病態を呈し、手術後や高齢の患者に、あるいはアルコール離脱症状として、臨床のさまざまな場面で比較的よく遭遇します。

　看護場面においては、「不穏症状」と表現されることの多いこの病態は、急に症状が現れ、しかも症状が一定ではなく、原因も多様であるため、直面したナースは、アセスメントに悩んだり、かかわり方に戸惑ったりしがちです。

　ここでは、せん妄かどうかを見極めながらケアを実施することについて考えます。

### 事例紹介

患　者：70歳代の男性Eさん
病　名：肺がん、肺炎

#### 患者の状態
- 月1回、入院して抗がん剤による化学療法を受けている
- 2度目の化学療法に入る前に、38度以上の発熱が続いたために入院し、肺炎と診断される
- 現在は、肺炎の治療を行っている
- 患者や家族には、肺炎が治まり次第、次の化学療法を行う予定である旨、説明がされている

#### ナースが対応に困っていること
- 昼間は穏やかに会話しているが、夕方になると表情が変化し、時々イライラした様子を見せる
- 昼間は臥床していることが多いが、夜間になるとトイレの回数が増え、ナースコールが多くなる。また、自分で歩き、ふらふらしているところをナースがたびたび発見して介助しており、転倒や転落には至っていない
- 夜間に、ベッド周辺で探し物をしたり、ごそごそと動き、落ちつかない様子になったりすることがたびたびある
- とくに夕方になると、言動が変化してつじつまの合わないことを言う。夜の抗生物質の点滴を実施しようとしたところ、「点滴するとは聞いていない」と言い張り、拒絶することもあった

I章／身体疾患患者にみられる精神的諸問題への対応

## 1. コンサルテーションの導入

　夜間の対応に困っている患者へのかかわりについて相談したいとして、病棟ナースから筆者（リエゾンナース）に依頼がありました。この日にEさんを担当していたナースに会い、詳しい話を聞きました（「事例紹介」参照）。患者の拒否がなければ、一度、Eさんと直接話をしたいと思い、担当ナースに本人の了解をとってもらったうえで、面接を実施しました。

## 2. 患者との面接：発熱時の記憶を確認する

　面接はその日の午後、Eさんの病室で行いました。そのときは平熱に戻っており、受け答えは穏やかでしたが、同室者が家族と話している声が気になるようで、時々、会話に集中しにくい様子がみられました。
　夜間の発熱時のことを聞いてみると、「ところどころよく思い出せない」とのこと。また、「午前中にウトウトして目が覚めたときに、一瞬、時間と場所がわからなくなる」とも言います。
　面接中のEさんは、「早く帰りたい」とか「なんで毎日こんなに熱がでるのだろう」ということばを、何度も繰り返していました。そんな中で、こう話したときは、表情が険しくなりました。
　「外にでたいです。ここに長くいるとイライラします」

## 3. アセスメント：せん妄の診断基準を用いる

　ナースから得られた情報と面接の結果から、Eさんはせん妄状態にあるのではないかと考え、DSM-Ⅳ-TRの診断基準（p50参照）に沿ってアセスメントを行いました。その結果、Eさんの現在の状態は、以下のようにA～Dの全項目を満たすことが確認できました。
　A：会話中、周囲の声に反応して会話に集中するのが難しい（注意力の障害）
　B：夜間のことについて記憶があいまいである（記憶欠損）
　C：ナースが「何か変だ」と気づいた日時を特定することができ、昼間と夜間とで感情の起伏に
　　差がある
　D：器質因として、肺炎を併発したことが考えられる
　また、ケアの方向性を考えるうえでも重要な、せん妄の発症要因（p50参照）から考えても、
　①60歳以上の高齢である
　②高熱を発している
　という2つの素因に加え、
　③**発熱による身体的苦痛と安静臥床が必要、不眠がある**
　などの促進因もあり、せん妄状態にあると考え、その病態に見合う対応を検討する必要があると判断しました。

# 4. コンサルテーションの実際：せん妄状態であることを踏まえたかかわり

　アセスメントを踏まえ、その日の午後、チームナースのカンファレンスにおいて、Eさんの現状を説明し、具体的な対応策を検討することにしました。
　そこでは、せん妄状態にあることを踏まえた今後のかかわり方のポイントとして、筆者から以下の4点を提案しました。

1) 意識変容のとらえ方
- 夕方になるにつれて表情や様子が変化するなど、通常と異なる状態に陥ったときは、「意識状態が変容しているのではないか」という視点でとらえる
- 日中に意識レベルや行動に問題がみられなくても、しばらくは、夜間帯には意識変容が起きることを前提としておく

2) 意識変容時の対応
- 周囲の環境やナースのかかわりが過度な刺激にならないように注意する
- 治療やケアを拒否するときには、しばらく時間をおいてから働きかける

3) 夜間の不眠への対応
- 病態に見合う効果的な薬剤の使用を検討する
- すでに睡眠薬を使用しているときは、その効果を再検討する
- せん妄の診断と薬剤の選択に関して、精神科医との連携を検討する

4) 睡眠状態の観察
- 平常の睡眠パターンに合わせた睡眠薬の投与時間を決める
- 客観的な睡眠状態と、患者自身の「眠れた感覚」の両方を確認する

# 5. 2回目の患者との面接：睡眠と意識状態の変化を確認する

　1週間後に、Eさんとの2回目の面接を実施し、以下の2点を中心に、自覚できている変化について話してもらいました。

1) 夜間の睡眠状態の自覚
　病棟ナースからは、面接前日のEさんの睡眠状態は、午前2時ごろまで寝たり起きたりの様子であったと聞いていました。一方、Eさんの返事はこうでした。
　「22時ごろから今朝の6時までは眠っていたと思います」
　眠りが浅かった時間帯はなかったのかを尋ねたところ、「まあ、ウトウトしたり、寝たり起きたりの時間はあったかもしれませんが……」と少々あいまいな感じでした。
　Eさん自身の睡眠状態の認識と、ナースが観察した客観的な睡眠状態には、一致していないところがあるようで、この先もしばらくは、睡眠状態や夜間の行動に注意が必要であると感じました。

### 2）見当識の自覚

Eさんから、こんな発言がありました。

「入院していると、今日が何月何日なのかもわからなくなります。聞かれても、正確に答えられるかどうか……」

そこで、改めてその日の日付を聞いてみたところ、正確な返答がありました。それに加えてEさんは、次のように話しました。

「頭はちょっとボーッとしている感じです。あまりはっきりしていても、あれこれと考えてしまうので、これくらいがちょうどいいのでしょう」

## 6. 結果と評価：困ることなく対応できるようになった

初回カンファレンスからの1週間は、Eさんの夜間の様子を、カルテの記録を読んだり、夜勤ナースから直接聞いたりして、その都度適切な対応がとれているかどうかをみながら、Eさんとナースたち双方の変化に注目してきました。

その後、Eさんとの2回目の面接を実施したうえで、担当ナースと話し合いの時間をもち、以下のことを確認しました。

### 担当ナースの反応

かかわり方のポイントとして提示した「意識変容のとらえ方」と「意識変容時の対応」については、次のような話が聞けました。

「先週のカンファレンスで話し合ったことは、出席していないスタッフにも伝えて、共有しました。とくに、夜勤に入るナースに対しては、最初に挨拶に行ったときの様子や、夕食や検温のようなルーチンワークのときはもちろんのこと、それ以外のことで訪室するときも、Eさんの様子を観察するように伝えました」

「この1週間の前半には、これまでと同じような夜間の状態になることもありましたが、私たちも少し慣れるというか、夜間の行動パターンを読めるようになり、対応にも慣れてきたような気がします」

また、「夜間の不眠への対応」としては、主治医と相談して、Eさんに精神科医の診察を受けてもらったとのこと。

「Eさん自身、不眠であることは気になっていたので、精神科を受診することには、あまり抵抗がないように感じました」

その後、精神科で「就寝前」として処方された睡眠薬を23時ごろに服用してもらい、睡眠状態を観察したところ、「少し眠ってから、2時から3時には目覚めているようでしたが、Eさん自身は、『前よりも眠れるようになった』と話していましたので、その時間で調整していました」とのことでした。

担当ナースの話から、以前のように困ることがなくEさんに対応できていることが確認できたこ

とから、本コンサルテーションは終了としました。

## 本事例のSummary

**コンサルテーションの流れ**

- ナースの話から、せん妄状態を疑う

↓

- 【患者への面接を実施】
- せん妄についてアセスメントを行う

↓

- 【カンファレンス】
- 意識変容と睡眠状態を中心に、観察ポイントや具体的対応策を提示する

↓

- 【1週間後にフォローアップ】
- 患者面接
- 担当ナースとの話し合い

**対応のポイント**

● せん妄をアセスメントする

　せん妄のアセスメント項目としては、先述したDSM-Ⅳ-TRの診断基準に加え、ICD-10では「睡眠－覚醒周期の障害」もせん妄の診断基準としている（p50参照）。本事例では、夜間の発熱が起きるのと同時期に不眠を訴えるようになったが、「不眠」や「昼夜逆転」は、せん妄の発症要因であると同時に、せん妄の症状でもある

● 意識変容のとらえ方

　夕方になるにつれて表情や様子が変化するなど、通常と異なる状態に陥ったときは、「意識状態が変容しているのではないか」という視点でとらえる

　日中に意識レベルや行動に問題がみられなくても、しばらくは、夜間帯には意識変容が起きることを前提としておく

● 睡眠状態の観察

　せん妄のアセスメントでは、本来の睡眠パターンや満足できる睡眠時間などを把握したうえで、そのパターンに変化がでているかどうか、夜間に十分な睡眠がとれているかどうかもみていく必要がある

# NOTE-5 「せん妄」のアセスメントに役立つ知識

## A  DSM-Ⅳ-TRにみる「せん妄」の診断基準

- 「せん妄」は、軽度の意識障害を背景に、気分変動や注意力の低下、認知機能の障害など、多彩な症状を伴いながら意識の変容を呈する病態である
- DSM-Ⅳ-TRの診断基準では、以下のすべてを満たすと「せん妄」と診断される

> A. 注意を集中し、維持し、転導する（他に転じる）能力の低下を伴う意識の障害
> B. 認知の変化（記憶欠損、失見当識、言語の障害など）、またはすでに先行し、確定され、または進行中の認知症ではうまく説明されない知覚障害の出現
> C. その障害は短期間（通常数時間から数日）のうちに出現して、1日のうちで変動する傾向がある
> D. 病歴、身体診察、臨床検査所見から、その障害が一般身体疾患の直接的な生理学的結果より引き起こされたという証拠がある

〔American Psychiatric Association・著（高橋三郎, 大野裕, 染矢俊幸・訳）：DSM-Ⅳ-TR精神疾患の分類と診断の手引. 新訂版, 医学書院, 2003, pp73-76.〕

## B  ICD-10にみる「せん妄」の診断基準

- ICD-10の「せん妄」の診断基準では、以下の5項目を挙げ、「いずれの症状も軽重にかかわらず存在しなければならない」としている

> (a) 意識と注意の障害
> (b) 認知の全体的な障害
> (c) 精神運動性障害（寡黙から多動への予測不能な変化、発語の増加または減少）
> (d) 睡眠−覚醒周期の障害（不眠、周期の逆転、昼間の眠気、症状の夜間増悪）
> (e) 感情障害、たとえば抑うつ、不安あるいは恐怖、焦燥、多幸、無感情あるいは困惑

〔WHO・編（融道男, 中根允文, 小宮山実, 他・監訳）：ICD-10精神および行動の障害：臨床記述と診断ガイドライン. 新訂版, 医学書院, 2007, pp69-70.〕

## C  せん妄発症の3要因[1)2)]

1. 素因（せん妄が発症しやすい形態的・機能的因子）
    ①年齢が60歳以上
    ②脳の障害（既往も含む）
    ③慢性脳疾患：アルツハイマー型認知症などの変性疾患
2. 促進因（せん妄の発症・重篤化・遷延化を促進する因子）
    ①心理社会的ストレス
    ②睡眠パターンの変化
    ③感覚剥奪もしくは過剰な感覚刺激
    ④強制的な安静臥床や身体拘束
3. 器質因（せん妄発症の必要条件で、器質因の数や程度は発症リスクや重症度と相関する）
    【せん妄を引き起こしやすい一般身体疾患】
        ①中枢神経系疾患：頭部外傷、てんかん発作、脳卒中、高血圧性脳症、頭蓋内変性疾患（ピック病、

脳腫瘍）など
　②代謝性疾患：低酸素血症、低血糖症、肝・膵・肺・腎疾患に伴う脳症、ビタミン欠乏症、体液・電解質異常など
　③心筋疾患：心筋梗塞、うっ血性心不全、不整脈、心内膜炎、肺塞栓症など
　④全身性疾患：敗血症、肺炎、尿路感染症、急性リウマチ熱など
【せん妄を引き起こしやすい物質】
　①中毒による：アルコール、アンフェタミン類、大麻、コカイン、アヘン類、幻覚薬など
　②離脱による：アルコール、鎮静薬、催眠薬、抗不安薬、アンフェタミン類など
　③投薬による：麻酔薬、鎮痛薬、喘息治療薬、抗ヒスタミン薬、抗精神病薬、ステロイド、抗がん剤、免疫抑制薬など
　④毒物：二酸化炭素、一酸化炭素、重金属、有機溶剤、有機リン剤、塩化メチルなど

## D 「せん妄」と「認知症」の鑑別法[1) 3)]

- せん妄との鑑別が難しい精神的変調としてまず挙げられるのは、「認知症」である。両者には、「記憶」や「見当識」「思考」などの五感を介して行われる認知機能全般が障害されるという共通点がある。しかも、認知症の症状としてせん妄がみられることもあり、鑑別に迷うことが多い
- 鑑別ポイントとしては、せん妄の現れ方の特徴である以下の3点が挙げられる

> ①発症が急激で、夜間に多い（認知症は発症が緩慢）
> ②症状の重症度に日内変動があり、日中は比較的温和だが、夜間になると悪化する
> 　（認知症は1日中ほとんど同じ状態）
> ③症状が数時間から数週間の期間に限定して起こる
> 　（認知症では数カ月から数年以上にわたり行動上の変化が認められる。ただし、高齢者に発症するせん妄は、長期化することもある）

## E 「せん妄」と「抑うつ状態」の鑑別法[1) 3)]

- せん妄は、以下の3タイプに分けられる

> ①活動過剰型せん妄：焦燥性の興奮、幻覚、妄想、錯覚、見当識障害などに特徴づけられるタイプ
> ②活動減少型せん妄：錯乱と鎮静によって特徴づけられ、幻覚や妄想などを伴うことが少ないタイプ
> ③混合型せん妄：上記2つの特徴を重ねもつタイプ

- このうち活動減少型せん妄は、「ぼんやりして、元気がない」状態がみられることから、一見「抑うつ状態」あるいは「うつ病」と間違えられがちである
- 注意力や記憶力の低下、および見当識障害は両者に共通するが、「抑うつ感」や「気力の低下」「希死念慮」は、せん妄にはないが、抑うつ症状にはみられる。これらの症状を中心に、精神症状全般を時間をかけてゆっくり観察していくことにより、鑑別できる

【文献】1）野末聖香・監：特集・せん妄患者対応マニュアル．Nursing Today 13(11)：1998，pp7-25．
　　　2）American Psychiatric Association・著（高橋三郎，大野裕，染矢俊幸・訳）：DSM-Ⅳ-TR精神疾患の分類と診断の手引．新訂版．医学書院，2003，pp73-76．
　　　3）薬物療法検討小委員会・編：せん妄の治療指針（日本総合病院精神医学会治療指針1）．星和書店，2005，pp9-17．

# F 慢性疼痛を抱える患者

## 病態と一致しない腹痛を訴える患者への対応事例

　痛みに苦しんでいる患者の数は膨大です。医療現場における疼痛対策では、がん性疼痛に代表されるように、痛みの緩和を図るための鎮痛剤が、多種多様に発展し続けています。その中にあって、ときに患者がその薬物に依存的になり、対応に苦慮することが多いのは、慢性疼痛の場合です。

　慢性疼痛では、原因となる病態による痛み以外に患者の心理・情緒的、ときに社会的要素が大きく影響し、対応を難しくさせます。

　ここでは、病態と一致しない腹痛を訴える患者を例に、その対応を考えます。

### 事例紹介

患　者：20歳代女性Fさん
病　名：炎症性腸疾患

#### 患者の状態
- 約3年前に炎症性腸疾患を発症しており、入院、手術歴がある
- 今回は、腹痛が続くことに対する検査と栄養状態の改善を目的に入院
- 検査の結果、再燃も、新たな病変も確認はできず、「食事摂取には問題ない」という医師の見解あり
- 食事が開始となった後も、Fさんは、「食べるとお腹が痛くなるからとあまり食べない」と話している

#### ナースが対応に困っていること
- 退院可能と判断されているにもかかわらず、「食べられないから退院できない」と言う
- 鎮痛剤を使用するときに、「ほんとうに痛いのかしら」と疑わしく思うことがあるが、Fさんは「痛いから痛み止めを使う」との主張が強い
- 入退院を繰り返しているが、毎回、同じようなやりとりが繰り返されている

## 1. コンサルテーション依頼の主旨：訴えと病態が一致しないことへの疑問

　Fさんの状態については主治医から、「そろそろ退院を考えてみよう」という話が出始めています。栄養状態も改善してきていることから、入院時から続けている中心静脈栄養による持続点滴も近日中に終了する方針です。

　腹痛に関して、Fさんは「内服の痛み止めはあまり効果がない」と訴え、点滴による鎮痛剤を希望して、ほぼ毎日使っています。しかし、検査データや画像所見からは、それほどの痛みがでる状態とは考えにくいというのが主治医の見解です。この病態判断とFさんの痛みの訴えとが一致していないため、鎮痛剤を使用することに疑問をもつナースもいて、対応にアドバイスを求める、というのが筆者（リエゾンナース）へのコンサルテーション依頼の趣旨でした。

## 2. コンサルテーションの実際：腹痛をアセスメントする

　早速、担当ナースをはじめとする同じチームのナースたちとカンファレンスをもちました。Fさんが痛みを訴えてくるときの状況を踏まえ、痛みをどのように評価し、対応していくかを話し合う中で、以下の3点を中心に意見が交わされ、随時、筆者から具体的な対応を提案しました。

### 1）腹痛を訴えてきたとき

　Fさんが鎮痛剤を希望する様子をみて、「ほんとうに痛いのだろうか」と疑問を抱くことがあると、複数のナースから発言がありました。なかには、「Fさんは、定期的に鎮痛剤を使用するのは当たり前だと思っているのではないか」といった見方をしているナースもいました。

　このような発言に対して、腹痛は炎症性腸疾患の主症状であるが、「痛い」のであれば「直ちに鎮痛剤」といった流れで対応するのではなく、訴えに対して「腹痛のアセスメント」を行い、必要なケアも実施したうえで鎮痛剤を使用する、といった対応が必要ではないか、という意見がでました。

　ただし、すでに日常的に鎮痛剤を使用している状況では、Fさんの要求が強いので、今から対応を変更するのは難しい、という結論になりました。

### 2）腹痛の訴えのモニタリング

　いつ、どのような状況で腹痛を訴えて鎮痛剤を希望してくるのかを、モニタリングしてみてはどうか、という意見が出ました。

### 3）ナースの心がまえとかかわり方

#### ①Fさんの様子は短時間で変わることを前提に、対応してみる

　Fさんは、調子よく話ができるときと腹痛を訴えるときとが、短時間で変わることを指摘する発言がありました。筆者は、Fさんの様子は短時間で変わることを前提に、対応してみることを提案しました。たとえば、調子よく話をしているときでも、「5分後には腹痛を訴えてくるかもしれない」という心がまえをしておく、ということです。

②腹痛があるかどうかを、ナースからあえて質問しない
③同じ鎮痛剤であっても必ずしも効果は同じではないことを自覚してもらう

　　同じ鎮痛剤を使用していても、Fさんから、「効き目が違うから薬が違うのではないか」と言われることがあるという発言もありました。これには、使用する薬剤をその都度本人に見てもらい、確認を得てから準備するなどして、同じ鎮痛剤であっても必ずしも効果は同じではないことをFさん自身に自覚してもらうことも大切ではないか、と伝えました。

　以上に加え、この日のカンファレンスでは、参加しているナース間で、どのようにかかわるのがよいかについて活発な意見が交わされました。ナース各々でFさんの腹痛の訴えのとらえ方はさまざまでしたが、おおむね以下の3点に集約されました。
①痛いと訴えているのだから、指示のでている鎮痛剤を使用することに問題はない
②退院が間近く、その後の生活を考えると、鎮痛剤を内服薬に切り替える時期にきていると思う
③客観的には痛そうに見えないのに注射を希望されると、「ほんとうに痛いの」と疑うときがある

## 3. アセスメント：患者自身の腹痛の受け止め方を知る

　ナースたちのやりとりを聞いていて、Fさんが訴える腹痛の受け止め方や訴えを受けてのかかわり方に、ナース個々にそれぞれの考えや方法があることがわかりました。
　一方、Fさん自身が慢性的に続く腹痛をどのように受け止め、どのようにつきあっていこうと考えているのかは、このカンファレンスだけでは見えてこない部分がありました。
　そこで担当ナースに、Fさんに筆者との面接を希望するかどうかを確認してもらい、了解を得たうえで本人との面接を行いました。

## 4. 面　接：痛みを信用してもらえないときがある

　面接を始めるに際し、こんなやりとりがありました。
　Ｆ　さ　ん：これから話すことを、後で病棟の看護師さんに話しますか。
　筆　　　者：言ってほしくないとおっしゃるのでしたら話しません。
　Ｆ　さ　ん：それだったら、言わないでくださいね。
　この確認の後、Fさんはこう話してくれました。
　「前から、痛いと言っているのに信用されていないな、と思うときがあります。それは、痛みがでたときに来てくれるナースによって違います。頼みやすい人もいれば、頼みにくい人もいるので、とくに夜間は、今日の夜勤は誰なのかということが、いつも気になります」
　退院の話がでていることに対する自身の考えも語っています。
　「先生からも、退院の話は聞いています。注射用の鎮痛剤は入院中しか使えないこともよくわかっています。いつもがまんしているのです。痛くなったらどうしようと思う気持ちもあるけど、いち

F　慢性疼痛を抱える患者

いち気を使って痛み止めをお願いするのも嫌だなと思うときもあって、そんなときは、退院しようかなと思ったりします」

痛みは、体温や血圧のように客観的に測定できないため、「ナースは私の痛みをわかってくれない」という気持ちがあるのかと尋ねると、Fさんはうなずきました。

最後に、今回のような面接は継続して行うことも可能であり、話したくなったときに連絡をもらってもよいことを伝えると、「また話がしたくなったら連絡してもらいます」ということでしたので、次回の約束はしないで、面接を終了しました。

## 5. 担当ナースとの話し合い：話を聞くだけでなく問いかけてみることを提案

面接後の担当ナースとの話では、「Fさんは、痛みの訴えを理解されないという気持ちをもっているようだ」と伝えました。

担当ナースは、Fさんから、「○○ナースには、頼みづらい。私は嫌われている」と言われたことがあるという話をしてくれました。筆者に口外しないように求めていた内容を担当ナースにも話していたことがわかりました。

また、Fさんの話を聞いていると、他のナースにもわかってもらいたいと思っているのか、そうではないのかがよくわからず、ただ聞いているだけでよいものかどうか悩む、ということでした。

そこで、Fさんの話を聞くことも大切だが、一方的に話を聞いているだけではなく、疑問に思うことがあればナースから問いかけて、Fさん自身の考えを聞いてみてもよいのではないか、と提案しました。

たとえば、「退院後の鎮痛剤の使用をどのように考えているのか」「退院後の生活について考えていることがあるのか」などです。これらの質問に対して、きちんとした返答があるかどうかはFさん次第であり、その反応も含めて、問いかけてみることも方法の一つであると伝えました。

## 6. 結果と評価：退院後への思いを聞く

1週間後の担当ナースとの面談では、退院後の鎮痛剤の使用や生活に関するFさん自身の考えを聞く機会をもつことができたとして、次のように話してくれました。

まず鎮痛剤については、「家に帰ったら注射は使えない。あまり効かないとは思うが内服の鎮痛剤で様子をみていくしかない。入院して注射用鎮痛剤を使用すると、内服した場合よりも効果があるので、どうしても頼ってしまう。家にいるときにはがまんしていたのだから、せめて入院中は注射に頼ってもいいだろうと思ってしまう」というのが、Fさんの考えだということでした。

退院後の生活については、「何度も同じことを繰り返しているので、不安はある」との話を聞き、前回の入院中も退院後の生活への不安を語っていたことを思い出し、「同じことの繰り返しになる

のは、ある程度は仕方ないかもしれないけれど、うまく調整できていくといいですね」と伝えたということです。

　担当ナースから主治医に、内服の鎮痛剤について相談したところ、薬の種類や量などを改めて検討しなおすとの返答が得られ、その旨は、主治医からFさんに伝えられているということでした。

## 本事例のSummary

### コンサルテーションの流れ

- 繰り返しの腹痛の訴えに、ナースが疑問をもち対応に迷う

↓

【ナースとのカンファレンス】
- 腹痛を訴えるときの状況と対応、疑問に思うことについて話し合う

↓

【患者への面接を実施】
- ナースによっては腹痛をわかってもらえないことがあると話す

↓

- 担当ナースと退院後の話ができる
- 使用する鎮痛剤を主治医と再検討する

### 対応のポイント

● 「痛みの体験」を理解する

　患者が「痛い」と訴えてきたとき、その対応にあたり、「いつものことだから」と抵抗なく注射薬を使用できるナースもいれば、「ほんとうに痛いのかしら」と疑問を感じながら、薬の準備をするナースもいるだろう

　慢性疼痛を訴える患者は長期間「痛み」とつきあっている。患者自身が「痛み」をどのようにとらえているのか、「患者にとっての痛み」はどのようなものかを考えてみることが大切である

● 患者の「考え」を聞く

　患者の「痛み」に関する言動に対して、疑問を抱いたり、話を聞いているだけではよくわからないと感じたりするときには、ナースから問いかけて、患者の考えを聞いてみることも必要である

　ナースの質問に対して、どのように話してくれるのか、あるいは話さないのか、それを決めるのは患者自身である。反応も含むそのすべてが、質問に対する答えである

# NOTE-6 「慢性疼痛の訴え」の対応に役立つ知識

## A 慢性疼痛の定義からみたその特徴[1]

- 慢性疼痛は国際疼痛学会により、「治療を要すると期待される時間の枠組みを超えて持続する痛み、あるいは進行性の非がん性疾患に関連する痛み」と定義されている
- 慢性疼痛の多くは、疾病や病態に起因する急性疼痛から移行した痛みであるが、疼痛を誘発する何らかの刺激が、持続的あるいは断続的に存在するために生じる場合も含まれる、とされている
- 慢性疼痛の持続時間については、一般的に3カ月以上持続するものと考えられている。しかし、とくに急性疼痛から移行した痛みの場合は、持続時間の長短にかかわらず、痛みの原因となっている疾病や病態が治癒した後も持続する疼痛を慢性疼痛とするのが妥当と考えられている
- もともと痛みは、不快な感覚、すなわち情動体験である。「病は気から」といわれているように、心理・情動的要因が痛みの強さや遷延に影響することはよく知られている。慢性疼痛においては、とくにその影響が大きく、他のことに夢中になっているときは痛みを忘れているが、夜になって1人になり、夢中になることがなくなると、痛みがでてくるという例は珍しくない
- 慢性疼痛では、うつ状態や心理的ストレスなどが痛みを誇張させることが珍しくない。逆に慢性疼痛が、うつ状態やストレス状態を誘発することもある。この悪循環を招かないためにも、慢性疼痛の対応においては心理・情緒・社会的側面への配慮が重要である

## B 慢性疼痛を訴える患者に対するナースの反応[2]

- 進行性、あるいは非がん性疾患に起因する慢性疼痛が放置された状態が長引くと、患者は、もともとの疾患とは別の、身体的または精神的な問題に悩まされるようになる例が珍しくない
- 身体面では、痛みの増強を避けようとして「咳をがまんする」「深呼吸をしない」「十分な睡眠がとれない」「食欲が落ちる」といった状態が続くことにより、さまざまな合併症を併発する可能性がある
- 精神面では、軽減されない痛みによる睡眠障害が続いて、抑うつ状態を引き起こすこともあれば、うつ病や統合失調症などの精神疾患をもつ患者の場合には、その病態の悪化を招くこともあり、場合によっては、精神症状が痛みを増強させる要因として働くこともある
- このように慢性疼痛は多元的の性格をもつ現象であるため、慢性疼痛のコントロールには、多くの専門家によるチームアプローチが不可欠となる。このチームにおいて、患者と接する機会が最も多いナースは、とりわけ患者が訴える痛みのアセスメントと、疼痛治療の効果の評価、さらには呼吸法などによるリラクゼーションや温冷湿布、体位変換などの非薬物療法的疼痛緩和療法の実施に、重要な役割が期待される
- 患者から痛みを訴えられたときにナースにみられる反応としては、以下が挙げられる

> ①適切な疼痛アセスメント方法を身につけていないと、痛みをアセスメントする際に、患者の訴えよりも、バイタルサイン、体位、表情など、客観視しやすい身体的変化や症状にウエイトを置いてしまう
> ②患者の痛みの表現に慣れて、「いつもの痛み」として受け止めてしまう
> ③患者の痛みを的確にアセスメントすることを難しく感じてしまう
> ④その時々の痛みの解釈や対処法をめぐる意見の不一致が、スタッフ間の人間関係に摩擦を招く
> ⑤痛みを訴える場所がその都度変化するなど、対処しようがない痛みの訴えや、医師に対しては痛みを否定しながらもナースには執拗に訴えるような場面に直面すると、苛立ちを感じてしまう
> ⑥痛みを装っているように感じられる患者への対応において、自分が踊らされているように感じてしまう

【文献】1) 日本神経治療学会・監：標準的神経治療：慢性疼痛. 神経治療学 27(4)：596-602, 2010.
2) リンダ・M.ゴーマン，ドナ・F.サルタン，マーシャ・L.レインズ・編著（池田明子・監訳）：心理社会的援助の看護マニュアル；看護診断および看護介入の実際. 医学書院，1999, pp289-306.

# G 死に直面している患者

## 病状認識の確認が難しい患者への対応事例

　病状の進行とともに日常生活を1人で送ることが難しい状態になっても、患者によっては、ナースの援助を受け入れないことがあります。患者の意思を尊重することと、ナースとしてしなければならない必要なケアや薬の管理などを実施することの間で葛藤が生じたとき、どのように考え、かかわることがよいのでしょうか。

　ここでは、がんの終末期にある患者への対応を通して、「患者の意思を尊重する」かかわりについて考えます。

### 事例紹介

患　者：40歳代の男性Gさん
病　名：膵臓がん末期

#### 患者の状態
- これまで化学療法を受けてきたが効果がみられず、むしろ副作用による身体的な苦痛が強く、全身状態も徐々に悪化している
- 「緩和治療中心に切り替える」という方針が、主治医から本人に伝えられた。家族には、「数週間から1カ月以内」という予後告知もされたが、本人に具体的な予後は伝えられていない
- Gさんの身体的苦痛は、主にがん性疼痛によるもので、これに対しては麻薬が投与されている。その効果は、がん性疼痛看護認定看護師（以下、認定看護師）が定期的に評価し、対応している
- 抗がん剤の副作用として脱毛、食欲不振、発熱がみられている。とくに最後の化学療法が終ってからの1週間は、何度も高熱がでており、体力の消耗が激しい状態である

#### ナースが対応に困っていること
- Gさんが自分の病状についてどのように理解しているかよくわからない
- 内服の自己管理に支障が生じてきているが、「自分でできる」と主張するGさんに対して、どのようにかかわってよいか迷う

## 1. コンサルテーションの導入

### ●「緩和治療中心に」をどのように理解しているのか

　担当ナースによる筆者（リエゾンナース）へのコンサルテーションの要請は、Ｇさんの、次のような希望的な発言を聞いたことがきっかけでした。
　「熱が治まったら、また化学療法を受けられるかもしれない」
　この時点でＧさんは、すでに主治医より、緩和治療中心に切り替える旨の説明を受けています。そのうえでのこの発言に、担当ナースは、主治医の説明をＧさん自身がどのように理解しているのか疑問に思い、これからどのようにかかわっていけばよいのか悩んでいる、ということでした。

### ● 内服の自己管理に支障が生じてきた

　具体的なこととして、服薬管理に関する問題もありました。
　これまでは「自分でできることはできるだけ自分でしたい」というＧさんの意向により、内服は自己管理にしており、とくに問題なく経過してきました。ところが最近になり、麻薬の使用量が増えてきたことに、発熱が続いて体力が消耗していることが重なり、とくに就寝前の薬を飲み忘れることがあります。
　この点について、同じチームのナースから、以下のような訴えが増えてきており、担当ナースとして、対応を決めかねているということでした。
　「消灯前に内服の確認をすると、『わかっている。これから飲むから』と返答されたものの、その後の巡回時に確認すると、そのまま残されていることがあります。管理上問題なのですが、これまで自己管理されていたので、『わかっている』と言われると、内服するところまで見届けることができずに困ってしまいます」
　これまで入退院を繰り返してきたＧさんには、かつて入院中にリエゾンナースの存在を紹介されたことがありました。しかしその時点では、「自分には必要ない」という答えだったため、筆者はＧさんと接したことはありませんでした。
　しかし今回は、担当ナースの相談内容から考えても、Ｇさんに直接会う機会をもちたいと考え、疼痛の評価でＧさんを訪ねるという認定看護師に同行させてもらうことにしました。

## 2. 患者と直接会う機会を設定：痛みの評価の場に同席

　認定看護師が痛みについて評価する場に筆者が同席することについては、担当ナースに依頼して、事前にＧさんの了解を得ています。
　疼痛を評価している場面では、認定看護師の質問にＧさんは、淡々と答えていました。ところが、痛みが十分に緩和しきれていないと評価した認定看護師が、鎮痛剤を増量することをＧさんに提案

I章／身体疾患患者にみられる精神的諸問題への対応

したところ、「そうやって、痛みがとれないというたびに薬が増えていくが、増えるばかりで大丈夫なのですか」と、増量に抵抗を示しました。

これに認定看護師は、痛みをがまんしないで、痛みが和らぐために十分な薬剤を投与することの必要性を説明しましたが、Gさんの答えは、「ちょっと考えさせてほしい」というものでした。

こうしたやりとりの後で、筆者から「夜は眠れていますか」と聞いてみました。これには、「痛みがあるので、夜中に何度か目は覚めるが、その間は眠れていると思う」とGさん。続けて、気分が落ち込むようなことはないかを尋ねたところ、「大丈夫です」との返答でした。

## 3. アセスメント：鎮痛剤の増量やケアに抵抗を示す理由を探る

認定看護師とナースステーションに戻った筆者は、担当ナースへの報告も兼ね、3人で話し合いの時間をもちました。

鎮痛剤の増量については、担当ナースもGさんから、薬は増やしたくないという考えを伝えられたことがあるそうです。また、今まで自分でできていた、たとえば内服の自己管理をナースが援助する方法に変更することについても、同じように「抵抗を示す」という話がありました。

### 現状を楽観視しているのではないか

Gさんはこれまで、自分のことは自分で決めてきており、「ナースの手をできるだけ借りたくない」というGさんの意向は、担当ナースもチームナースも理解しているとのことでした。しかし、ここにきて担当ナースが気になっているのは、全身状態が日増しに悪化しているにもかかわらず、「楽観的に考えているのではないか」と感じる言動が、Gさんにみられることでした。

担当ナースは、Gさんの意向に沿いたいという思いもあり、ナースが必要と考える援助を積極的に進められないでいます。この点についてはチームナースから、「ナースが援助する部分をもう少し増やしたほうがよいのではないか」との提案もあり、「対応の方向性に迷う」ということでした。

一方で認定看護師は、鎮痛剤の増量についてGさんから、「増えるばかりで大丈夫なのか」と尋ねられたことを担当ナースに伝えたうえで、そのことに対する自分の返答を、「Gさんがどのように受け止めたのかが気になる」と話しました。

### 現実に困っていることをどうするか

この時点での筆者は、Gさんに会う前に担当ナースから得た情報と、実際に会ってみてわかったGさんの様子、および3者の話し合いで新たにわかったことを総合して判断しても、Gさん自身が現在どのような精神状態にあり、何を考えているのかは、推測の域をでないと感じていました。

このように本人の意思を確認できない段階にあっても、現実問題として、Gさんは鎮痛剤の増量やケアが必要な状態にあることは明らかで、それを受け入れてもらう必要があります。そのために

G 死に直面している患者

はどのようにかかわっていくのがよいかを、チームで話し合ってみようと考えました。

## 4. コンサルテーションの実際

まずは担当ナースと認定看護師に、以下の3点を提案しました。
①痛みに関しては、今日は鎮痛剤を増量しなかったことについて、担当ナースからGさんに聞いてみる
②チームとしてかかわりを統一していくためにはどうすべきかを、明日のカンファレンスで話し合ってみる
③次回痛みの評価をする際に、鎮痛剤を増量することに引き続き抵抗感があるかどうかを、認定看護師がGさんに確認する

### ■ 鎮痛剤増量に関する情報を共有する

その翌日、担当ナースとチームナース3人、認定看護師、筆者の6人で、Gさんへのかかわり方をテーマにカンファレンスを行いました。

冒頭、担当ナースから、昨日鎮痛剤を増量しなかったことに関するGさんの、次の言葉が報告されました。

「(認定看護師から)痛み止めを増やそうかと言われたけれど、そうやって、痛みが治まらないと、増やす、ということをこれまでに何回も繰り返してきたから、またか、と思い、ちょっとショックだった」

これを補足するかたちで、認定看護師が、昨日の痛みの評価結果と鎮痛剤の使用についてGさんと交わした会話をおおまかに紹介しました。

参加者間で痛みに関する情報の共有化が図れたところで、筆者は、チームナースが日ごろGさんとどのようにかかわっているのか、何か感じていることや困っていることがあれば聞きたい、と話しました。以下はその後のやりとりです。

### ■ チームナースの迷い

Aナース：これまで内服の管理はGさんに任せてきましたが、この前、就寝前の薬を飲み忘れて眠っていたことがありました。薬をきちんと服用できないと管理上問題があるので、できればこちらが管理して、確実に飲んでもらうようにしたほうがいいのではないかと思います。「できることは自分でやりたい」というGさんの気持ちは、これまでの入院生活をみていてわかるのですが、もうそれができる状態ではなくなってきていると思います。

Bナース：Gさんは、痛みに対してはもともとがまん強いというか、他のことに関しても、あまりナースを呼ばないので、かかわられるのが煩わしいのかな、と思うことがあります。

　　　　　　確かにこれまでとは違い、からだが思うように動かなくなってきてはいるけれど、意識がはっきりしているので、Gさんの意向を無視するわけにはいかないし……。どうしようかなって、迷いますよね。
Cナース：もともと進んで話をする方ではないので、「今、どう思いますか」と聞くのは難しい。今までそういう質問をしたことがないから、急にそんな聞き方をすると、何か感じそうで……。
担当ナース：それは、予後のことですか。
Cナース：それもありますが、今まで自分でやってきたことができないから手伝うということは、彼のプライドを傷つけるのではないかと思います。

## 現実をどのように受け止めているか

認定看護師：昨日Gさんから、「鎮痛剤が増えるばかりで大丈夫なのか」と聞かれたときは、ほんとうにドキッとしました。予後告知はされていないにしても、「（積極的な）治療はできない、緩和で」と主治医から説明があったということは、Gさんにしてみれば、「もうできることはない」と宣告されたことに近くないでしょうか。だから、鎮痛剤の量が増えるということは、悪くなっていることを認めることにつながるのではないのかな、と思うのです。（少しの間があり）でも、痛いことはつらいことだと思うと、増やすことを提案するしかないですし……。
筆　　者：以前、他の患者さんですが、「悪くなっていることはわかる。それでも、奇跡が起きないかって思うこともあれば、もういつ逝ってもいいかなと思うときもある」と言われたことがあります。これに、「気持ちが揺れ動くのですね」と返すことで患者さんの言葉を受け止めていたら、最後に、「死を前提に話をしている」と言われたことがあります。
　　　　　　その方にしてみれば、わかっているけれども希望をもちたいと思っている。私が、希望につながる言葉を言わなかったので、現実を突きつけられたように感じたのかもしれません。でも、安易に希望をもたせるようなことは言えないから、と思いなおしたものの、「死を前提に話をしている」という言葉には、ドキッとしました。
　　　　　　自分のからだだから、悪くなっていることは、誰よりも気づいている部分はあると思います。気づいてはいても、その現実を認めることはつらいですよね。それも現実であることに違いはないのですが……。

## 現実に直面することは厳しい

担当ナース：うそは言えません。でも、希望をもつな、とも言えないです。患者さんから言いださない限りは……。
筆　　者：現実への直面化は、現段階では、Gさんにとってもナースにとっても厳しい状況だと

思います。緩和治療中心と言われたことについて、Gさんはどのように思っているのかは、現状ではわかりませんが、今はそこに踏み込んで聞かなくてもよいかもしれないと感じています。

薬剤の投与に関しては、チームメンバーからの話にもあったように、管理責任という考え方は確かにあります。自分でできないことがずっと続くかもしれない、ということがGさんの不安につながるのであれば、「今日は私に確認させてください」「2、3日は、ナースの管理にさせてください」と話してみてはどうでしょうか。

## 5. 結果と評価：かかわり方を話し合い、了解し合えてよかった

　カンファレンスで以上のようなかかわりの方法を提案し、1週間実践してみた後に、その結果を評価して、改めて考えてみようと話をしていました。

　ところがその2日後、「Gさんが亡くなった」という連絡を受けました。すぐに病棟に行くと、亡くなる直前に勤務していた担当ナースが、「思ったより急に悪くなって、カンファレンスで話し合ったことがあまり実行できませんでした。それでも、あのときみんなで話し合い、チームの中で了解し合えたことは、今後のためにもよかったと思います」と話してくれました。

I章／身体疾患患者にみられる精神的諸問題への対応

## 本事例のSummary

**コンサルテーションの流れ**

- 患者の病状への認識の把握が難しく、対応に悩む

↓

【カンファレンスを実施】
- 意思確認できないことにより生じる問題を明確化する

↓

【かかわり方の提案】
- かかわりを統一する
- 現状でできる具体的なかかわり方を提案する

↓

- チームで情報を共有し、了解のもとにかかわる

**対応のポイント**

● 現実とどこまで向き合うか

　昨日できたことが、今日はできなくなる……。終末期の患者は、それが顕著に表れる。ナースのケアの介入度が増えれば、患者は、自分ができなくなっていることに直面せざるを得ない。抵抗なく受け入れられる患者もいれば、本事例のように、すぐには受け入れられない患者もいる。その際、患者にどのようにかかわっていくのかを、つねに考え続けていくことが大切である

● 葛藤にどう向き合うか

　本事例では、内服薬の自己管理が困難な状態になりつつある患者が、ナースが管理する方法へ変更することに、抵抗を示していた。患者の意思を尊重したいという思いと、薬剤を管理するという業務に対する責任感との間で、悩みながらかかわる様子が伝わったと思う。どちらを優先するにしても葛藤が生じるが、一度決めた選択を決定事項とするのではなく、短期間で評価をやりなおしながら、かかわる必要がある

● 毎日かかわり方を検討する

　本事例のように、終末期の患者にかかわる際に、患者の身体状態に合わせたケアを提供したいと考えるナースと、現実の身体状態よりもよい状態にあると考えている患者とでは認識がずれる場合がある。ケアを優先するか、患者の希望を優先するか——。その選択が簡単でないときは、毎日の患者の状態に合わせて、その都度、「今日はどうするのがよいのか」を検討しながらかかわることが、ときには必要と考える

# NOTE-7 「死に直面している」患者への対応に役立つ知識

## A　がん性疼痛看護認定看護師とは[1]

- 終末期の患者、とくにがんの終末期にある患者の対応においては、痛みのコントロールが重要な課題となることが多いが、その際は本事例のように、「がん性疼痛看護認定看護師」との協働が患者のQOLの維持・向上につながるケースは多い
- 「認定看護師」とは 公益社団法人日本看護協会が行う「認定看護師認定審査に合格し、ある特定の看護分野において、熟練した看護技術と知識を用いて、水準の高い看護実践のできる者」をいい、「看護現場において実践・指導・相談の3つの役割を果たすことにより、看護ケアの広がりと質の向上を図ることに貢献する」ことをその任としている
- この場合の「実践」とは、「特定の看護分野において、個人、家族及び集団に対して、熟練した看護技術を用いて水準の高い看護を実践する」ことであり、「指導」とは、「特定の看護分野において、看護実践を通して看護者に対し指導を行う」ことである。また、「相談」とは、「特定の看護分野において、看護者に対しコンサルテーションを行う」ことと説明されている
- 2012（平成24）年5月現在、認定看護分野は21あるが、その中で「がん性疼痛看護認定看護師」は、
    ①痛みの総合的な評価と個別的ケア
    ②薬剤の適切な使用および疼痛緩和
に関する最新の知識と熟練した技術により、緩和ケアの質を大きく左右するとされるがん性疼痛のマネジメントを行うスペシャリストである

## B　専門看護師と認定看護師の協働[1]

- チーム医療の一層の充実が求められる現代にあって、1人の患者に、いろいろな職種のスタッフと、さまざまな専門性をもつ複数の看護師が、知恵を出し合い、策をめぐらしながらかかわることが多くなっている。病棟の看護スタッフはもとより、専門看護師や認定看護師が、連携し、協働して患者が求めていることによりよいかたちで応えていくには、それぞれの立場や専門性の理解のもとに、つねにお互いの情報を共有し合いながら、患者にかかわっていくことが必要になる
- 専門看護師も認定看護師も特定の看護領域のスペシャリストであるのだが、その違いは、専門領域の範囲にある
- まず認定看護師は、救急看護や感染管理、糖尿病看護のように、特定の看護領域が非常に限定されており、いわば実践のエキスパートである
- これに対して専門看護師は、がん看護、慢性疾患看護、精神看護のように、もう少し広い範囲の、特定の専門看護領域において卓越した看護実践能力を発揮するとともに、その領域の教育や看護コンサルテーション、コーディネーション、研究においても重要な役割を期待されている
- 教育機関および期間においても、認定看護師は認定看護師教育機関で6カ月であるのに対し、専門看護師は看護系大学院修士課程で2年間という違いがある

## C　「患者の意思決定の尊重」について[2]

- 終末期における積極的治療の開始・不開始および中止等の医療・ケアのあり方については、厚生労働省が2007（平成19）年、「終末期医療の決定プロセスに関するガイドライン」を策定して、基本的考え方を示している
- その冒頭では、

「医師等の医療従事者から適切な情報の提供と説明がなされ、それに基づいて患者が医療従事者と話し合いを行い、患者本人による決定を基本としたうえで、終末期医療を進めることが最も重要な原則である」として、患者の意思決定こそ重要だとしている
- さらに、この意思決定については、終末期医療としての医学的妥当性・適切性が確保される必要があることを、下記のように明記している

「終末期医療における医療行為の開始・不開始、医療内容の変更、医療行為の中止等は、多専門職種の医療従事者から構成される医療・ケアチームによって、医学的妥当性と適切性を基に慎重に判断すべきである」
- 終末期にはその病状などから、患者の意思確認が難しい、あるいはできないことが珍しくない。ガイドラインは、そのような場合の手順として、以下を示している

①家族が患者の意思を推定できる場合には、その推定意思を尊重し、患者にとっての最善の治療方針をとることを基本とする
②家族が患者の意思を推定できない場合には、患者にとって何が最善であるかについて家族と十分に話し合い、患者にとっての最善の治療方針をとることを基本とする
③家族がいない場合及び家族が判断を医療・ケアチームに委ねる場合には、患者にとっての最善の治療方針をとることを基本とする

【文献】1）日本看護協会ホームページ．http://nintei.nurse.or.jp/nursing/qualification/cn
2）厚生労働省：終末期医療の決定プロセスに関するガイドライン（解説編）．
http://www.mhlw.go.jp/shingi/2007/05/dl/s0521-11b.pdf

# II章

## 精神疾患を疑われる、または既往のある患者への対応

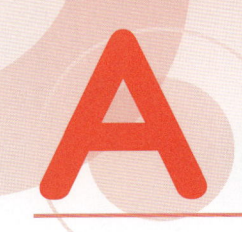

# A 対人関係に問題のある患者

## 攻撃的な言動の多い患者への対応事例

　身体疾患で入院中の患者が、検査や治療に関することで医療スタッフ、ときには他の患者との間でトラブルを引き起こすことがあります。

　このような患者とのかかわりにおいて、ナースは、自分に向けられる暴言や拒絶、否定、あるいは操作的な態度に、恐れやフラストレーションを感じ、対応に困難を感じることが多いのではないでしょうか。

　ここでは、若い女性患者の攻撃的な言動を例に、その対応を考えます。

### 事例紹介

患　者：20歳代の女性Hさん
病　名：原因不明の腹痛

**患者の状態**
- 腹痛や食欲不振などの消化器症状を訴えて検査目的で入院
- さまざまな検査をしているが、いまだ原因の特定に至っていない
- 痛みへの耐性が低く、処方されている鎮痛剤（ソセゴン®）に依存気味である
- 鎮痛剤の使用を希望する訴えが頻回で、ナースが、時間間隔が短すぎて使用できないことなどを説明すると、「バカヤロー」などの暴言を吐き、ときには子どものように泣きじゃくる
- 主治医も対応に苦慮している
- Hさんは独身で、家族のキーパーソンは母親である

**ナースが対応に困っていること**
- ナースに対する衝動的な暴言や、脅すような威圧的な態度にどのように対応すればよいか
- とくに新人などの経験の浅いナースはHさんを怖がっている

## 1. コンサルテーションの導入

本事例の初回コンサルテーションの場となったショートカンファレンスには、病棟の看護師長、看護主任、担当ナース、その日のチームナースが参加し、当日の深夜帯におけるHさんの様子から、話が始まりました。

### ■ Hさんの威圧的な言動に怖がるナースも

その話をまとめると、Hさんは「背中が痛い」「おなかが痛い」など痛みを次々と訴え、「ソセゴン®を使ってほしい」と何度も希望してきました。疼痛時の指示ででているソセゴン®を使用したものの、「痛みが治まらない」「眠りたいから点滴をしてほしい」との訴えに、当直医に相談。指示により睡眠薬ロヒプノール®を使用し、ようやく入眠したのは、深夜帯の4時でした。

Hさんには、ナースに対して大声で暴言を吐くかと思えば、脅すような口調で注射を希望するなど、威圧的な言動がたびたびみられます。そのため新人や2年目のナースたちは、Hさんを怖がってしまっています。

病棟師長によれば、「主治医もHさんへの対応に困っている」とのことでした。

### ■ 精神科医は「うつ状態」と診断

鎮痛剤を頻繁に希望することや、夜間に十分な睡眠をとるためには薬による調整が必要であるとの判断から、Hさんの了解のもと、1週間前に精神科を受診しています。

その結果、「うつ状態」と診断され、腹痛などの身体状態を踏まえたセデーション（鎮静）のための眠前薬として、ユーロジン®とデパス®を就寝時に使用することが提案されていました。

## 2. アセスメント：主治医と対応策を検討する必要がある

Hさんは精神科を受診し、「うつ状態」と診断されていました。それに加えて、カンファレンスで語られた行動や態度からは、パーソナリティ障害も併存していることが疑われました。

そのため対応策としては、「パーソナリティ障害」も念頭に置いて検討することが必要と筆者（リエゾンナース）は考えました。

この点を踏まえた現実の問題として、
①**鎮痛剤に依存がある**
②**ナース側に、Hさんの暴言による対応の難しさがある**
の2点について検討していく必要がある、と考えました。

以上を踏まえて病棟師長に、主治医を交えて、今後の方針を含む具体的な対応策を検討することを提案しました。

Ⅱ章／精神疾患を疑われる、または既往のある患者への対応

## 3. かかわり方の提案：入院治療の継続に必要な約束事を取り交わす

### ◾ 語られた主治医の入院継続への迷い

　幸いすぐに主治医の参加が得られ、カンファレンスはそのまま続行となりました。その場で主治医が語ったのは、おおむね以下の2点でした。
　①入院の継続は、他の患者に与える影響を考えると、できるだけ短期間にしたい。しかし、原因が特定できておらず、痛みもあり、食事が十分にとれずに点滴を使用している現状では、結果的に入院が長引くのではないかと危惧している
　②その一方で、Hさんには、自分の要求が通らないとナースに暴言を吐くなどの迷惑行為がみられ、このままの状況では入院継続は難しいとも考えており、本人に改めて話をしようと検討しているところである

### ◾ 現状打開のための約束事

　語られた主治医の意向と、カンファレンスの前半でのアセスメントから、筆者は、入院治療を継続するうえで必要な患者－医療者間での約束事を、改めてHさんと交わす必要があると考え、その旨を伝えました。
　これを受け、主治医と参加ナースが検討した結果、約束事の内容と医療スタッフとしての対応について以下を決定しました。

1）入院継続のための約束事
　母親を交えた場でHさんと、以下の2点につき約束を交わす。
　①薬剤の使用については、使用する睡眠薬を再検討する必要があり、再度精神科医と相談する
　②鎮痛剤の使用回数を決めておき、その範囲内におさめる

2）Hさんへの対応
　①Hさんが暴言や威嚇的な態度により自分の要求を満たそうとする場合は対応しないことを、Hさんが落ち着いているときに伝えておく
　②決めた約束事はお互いに必ず守ることをその都度Hさんに伝える
　③Hさんによる威嚇は、自分個人に向けられているものではないことを理解しておく

## 4. 経過カンファレンス：怖さは残っても理不尽な訴えには毅然と対応

　初回カンファレンスから3日後、フォローアップを行うために病棟に出向き、担当チームのショートカンファレンスに参加しました。そこではまず、この3日間のHさんの状態と、前回のカンファレンスで決定した約束事の実施状況を確認しました。
　Hさんは、母親とともに臨んだ主治医と担当ナース、病棟師長との面談において、この約束事に

A 対人関係に問題のある患者

ついて説明を受け、それを守ることを確約していました。その甲斐があってか、最初の2日間は問題なく過ごしていました。

ところが、3日目の深夜帯では、「眠れない」とイライラした様子を見せ、「何とかしてほしい」とナースステーションに何度もやってきました。

対応したナースが、「必要な薬剤は使用したから、ベッドに戻って横になっていてほしい」と伝えると、「眠れないのに何もしてくれないのか」と、ナースに詰め寄るという出来事がありました。

そのとき対応したナースは、薬剤を服用してから電話をかけにいくなどして眠ろうとする様子がHさんにみられなかったことから、**「理不尽な訴え」**と考え、「自分のとった対応は問題なかった」と思っている旨、話してくれました。

結局、その後ベッドに戻って眠っていたとのことでしたが、詰め寄られたときには、深夜帯で、しかも1人での対応であっただけに、「やはり、怖いという気持ちが残った」とも話してくれました。

### 対応時の怖さを解消するために

夜勤帯はナースが少なく、それぞれが、担当している患者のケアで手一杯になることが多いものです。しかし、Hさんの精神状態が安定するまでは、できる限り同じ夜勤帯のナースといっしょにかかわり、1人だけの負担にならないようにすることも大切であると話しました。

同時に、3日目深夜帯のナースがとった対応は、薬が効果的に作用するうえで必要なことはHさんにもしっかり守ってもらうとする医療者側の姿勢を伝えたという意味で、適切であったことも伝えました。

決めた約束事は、引き続き守っていくことを確認したうえで、この日のショートカンファレンスを終了しました。

## 5. 結果と評価：自分の対応に自信をもてるようになった

初回カンファレンスから1週間後、2回目のフォローアップのためのショートカンファレンスをもちました。

この間もナースたちは、大声をだしたり、イライラして暴言を吐いたりするHさんに、何度も対応してきました。しかし、このような言動への対応については、カンファレンスで話し合い、相手の怒りに振り回されないことを学んでいました。

Hさんの暴言などに直面するたびに、その学んだことを意識して対応することにより、ナースたちは、Hさんの言動があまり変わっていなくても、今の自分の対応でよいのだと思えるようになってきていました。

この1週間で検査は終了したため、主治医から「可能な限り早い時期に退院」との方向性がでてきました。そこで、カンファレンスを通してのフォローアップは今回で終了とし、必要があればまた連絡してもらうこととしました。

Ⅱ章／精神疾患を疑われる、または既往のある患者への対応

## 本事例のSummary

### コンサルテーションの流れ

- 患者の予測不能な言動への対応に悩む

↓

【カンファレンスを実施】
- 患者の鎮痛剤への依存
- 暴言など威圧的な態度への対応の難しさ
- 主治医の入院継続への迷い

↓

【現状打開のために患者との間で約束事を取り交わすことを提案】

↓

- 患者の言動に振り回されなくなる

### 対応のポイント

●治療継続に支障をきたす言動の弊害を知る

　「パーソナリティ障害」という診断の有る無しにかかわらず、本事例のように、入院中の患者が一次的な反応としてではなく、本来もつ性格特性、あるいは人格そのものの傾向により、
　①入院生活の基本的なルールを守れない
　②治療継続に支障をきたすような言動をとる
ことがある

　このような患者への対応においては、ナースは言うまでもなく、主治医もまた、通常では予測不能な言動に、怒りやフラストレーションを感じることになる。場合によっては、迷惑な言動が、患者本人のみならず同室の患者の治療継続に困難な状況を強いることにもなりかねないことを念頭に、早期に対応を考える必要がある

●許容できる限界を設定し、守る約束を取り交わす

　対応としては、主治医や病棟師長を含めたカンファレンスにおいて、限界設定、すなわち入院生活や治療に関し、許容できる言動の範囲について枠組みを決めるということが必要になってくる

　一般病棟でこれを行う場合、入院治療を継続していくためには、「少なくとも基本的ルールは守ってもらう」というレベルで限界を設定し、患者と医療者双方の合意を得ておくことが望まれる

# NOTE-8 パーソナリティ障害を疑う患者への対応に役立つ知識

## A  DSM-Ⅳ-TRにみる「パーソナリティ障害」の診断基準[1]

- 「パーソナリティ障害」とは、「Personality Disorders」の訳語である。日本精神神経学会では、かつてこれに「人格障害」という診断名を用いていた。しかし、ネガティブな印象を与えがちであることを考慮し、2008（平成20）年より「パーソナリティ障害」に用語改訂している
- アメリカ精神医学会のガイドラインDSM-Ⅳ-TRでは、10種類の「パーソナリティ障害」を以下の3つのカテゴリーに分け、それぞれに特定の診断基準を明記している

> A群パーソナリティ障害：奇妙で風変わりに見えるのが特徴で、「妄想性」「統合失調症質」「統合失調症型」のパーソナリティ障害が含まれる
> B群パーソナリティ障害：演劇的、情緒的で移り気に見えるのが特徴で、「反社会性」「境界性」「演技性」「自己愛性」のパーソナリティ障害が含まれる
> C群パーソナリティ障害：不安・恐怖を感じやすいのが特徴で、「回避性」「依存性」「強迫性」のパーソナリティ障害と、以上のパーソナリティ障害のどの基準も満たさない「特定不能」のパーソナリティ障害が含まれる

- 各々に適用される「パーソナリティ障害の全般的診断基準」としては、以下の6項目を挙げている

> A. その人の属する文化から期待されるものより著しく偏った、内的体験および行動の持続的様式。この様式は、①認知、②感情性、③対人関係機能、④衝動の抑制、の4領域のうち、2つ（またはそれ以上）の領域に現れる
> B. その持続的様式には柔軟性がなく、個人的および社会的状況の幅広い範囲に広がっている
> C. その持続的様式が、臨床的に著しい苦痛、または社会的、職業的または他の重要な領域における機能の障害を引き起こしている
> D. その様式は安定し、長期間続いており、その始まりは少なくとも青年期または成人期早期にまでさかのぼることができる
> E. その持続的様式は、他の精神疾患の現れ、又はその結果ではうまく説明されない
> F. その持続的様式は、物質（例：乱用薬物、投薬）または一般身体疾患（例：頭部外傷）の直接的な生理学的作用によるものではない

## B  患者からのパーソナリティ障害を疑う言動に対するナースの反応[2][3]

- 患者から、暴言や恣意的な態度などパーソナリティ障害を疑うような言動を向けられたときにナースにみられる反応としては、以下が挙げられる

  ①自分が患者の言動に左右されてしまうことに、怒りやフラストレーション、憤りを感じる。結果的に左右されてしまったときは、自尊心を傷つけられ、侮辱されたような気分になる
  ②自分の弱さを感じ、患者からの攻撃を恐れる
  ③患者の言動に振り回されまいと、むきになって構える。とくに自分の威信が脅かされるような言動に対しては、その姿勢が強まる
  ④患者に拒絶の姿勢をとられると、自分のエネルギーが消耗し、意欲も失われるため、それを避けようと、患者と接触する時間を最小限に抑えるなど、自ら患者を拒絶する姿勢をとる
  ⑤反動から、逆に患者を自分の思い通りに動かそうとして指示的な言動をとるようになり、感情的にな

り，主導権の奪い合いに巻き込まれる
⑥患者にプラスの感情をもてない自分を責める
⑦治療継続のための限界設定をし，それを守る約束をとりつける際に，内心ではルールを守らない患者に懲罰を与えているような気分で臨む。その約束履行において，患者からのマイナスの反応を恐れ，一貫性を欠いたり，躊躇したりする

【文献】1）American Psychiatric Association・著（高橋三郎，大野裕，染矢俊幸・訳）：DSM-Ⅳ-TR精神疾患の分類と診断の手引．新訂版．医学書院，2003，pp233-242．
2）リンダ・M.ゴーマン，ドナ・F.サルタン，マーシャ・L.レインズ・編著（池田明子・監訳）：心理社会的援助の看護マニュアル；看護診断および看護介入の実際．医学書院，1999，pp191-208．
3）野嶋佐由美，南裕子・監：ナースによる心のケアハンドブック；現象の理解と介入方法．照林社，2000，pp82-83．

# B 自殺企図の経験がある患者

## がん転移を知り自暴的になった患者への対応事例

「死にたい」と患者に言われることほど、ナースが不安になることはありません。とくにそれが、実際に大量服薬などの自殺企図を経験している人や、うつ病など精神疾患の既住歴がある人であればなおさらです。

このような患者が、身体疾患の治療を目的に一般病棟に入院してくる例は少なくありません。がんの転移がきっかけで自殺を試みた患者の入院事例を通して、対応を考えます。

### 事例紹介

患　者：60歳代の女性Iさん
病　名：胃がん、多発肝転移

#### 患者の状態
- 昨年、胃がんの手術を受け、その後、外来で化学療法を受けていた
- 多発肝転移が認められ、腎機能も低下しつつあり、末期状態である
- 今回は、路上で倒れているところを発見されて緊急入院となった（Ｉさんの話では、「死のうと思って家をでた」とのこと）
- 10年前にうつ病だと思い精神科を受診して、睡眠薬を処方されたことがある

#### ナースが対応に困っていること
- 患者の気分変動が激しく、気持ちが安定しない
- 自殺企図の既往があるうえに、今回も自殺願望からの救急入院であるため、また自殺企図をするのではないか心配
- 家族のサポートがない

Ⅱ章／精神疾患を疑われる、または既往のある患者への対応

## 1. コンサルテーションの導入

　Ｉさんの入院後、疼痛コントロールのためにかかわっていたがん看護専門看護師（以下、がんCNS）からリエゾンナースの筆者に、Ｉさんの状況や病棟ナースが対応に困っている旨の話があり、がんCNSの訪問に同行することにしました。
　病棟に行くと、担当ナースと主任ナースが、Ｉさんへの対応に関して困っていることとして、前記の内容の具体的な話をしてくれました。
　直接会ってじっくり話をしてみたいと思いましたが、初回は、挨拶を交わす程度でも十分との心づもりで、がんCNSとともに病室にＩさんを訪ねました。

## 2. 面接：死にたい気持ちは今もある

　Ｉさんは以前、外来のナースから筆者の存在について説明を受けたことを覚えていました。がんCNSと筆者が挨拶を終える間もなく、Ｉさんのほうから話し始めたので、引き続き話を聞くことにしました。
　Ｉさんは、こちらが質問したことに対して最初は答えるのですが、その後は自分が関心のある話題に切り替えて話を続けていました。その内容は、おおむね以下の４点にまとめられます。

### 1）自殺企図
- 昔、睡眠薬を多量に服薬したことがある
- 「死ぬつもりで家をでた。そのときに、年金に関する書類や貯金通帳などは全部、ごみといっしょに捨ててきた」と話す
- 「死にたい気持ちは今もある」「インシュリンを多量に打ってもらいたい」と話すが、一方で、年金受給の書類の再申請のことを気にしていたりする

### 2）精神科受診
- 「10年前に父親が亡くなり、それから眠れなくなり、うつ病だと思って精神科に行ったことがある。そのときは睡眠薬をくれた。今は精神科にかかる必要はないから、かからない」と話す

### 3）被害的な表現
- 「過去に、近所の人たちから嫌がらせを受けたり、悪口を言われたりすることがあった」と話す

### 4）成育に関する内容
- その他にも、自分の両親に対する嫌悪感や母子家庭で子どもを育ててきたことなど、自身の成育に関することも自分から話す

B　自殺企図の経験がある患者

## 3. アセスメント：
### 精神状態を注意して観察していく必要がある

　初回面接では、Iさんが言いたいことを中心に話を聞きました。話していく中で被害的なことに話が及ぶと、口調がやや激しくなり、感情に任せるような話し方になっていきました。自分が話したいことを中心に話題が変わっていくので、散漫になる傾向が見受けられました。
　自殺を図った経験や、隣人たちとのコミュニケーションの被害的な受け止め方、成育歴、精神科の受診歴があることなどから、Iさんの精神状態については、注意して観察をしていく必要があると判断しました。
　この先、Iさんとは定期的に面接を実施していき、ナースの対応については、病棟スタッフとカンファレンスなどで相談していくこととしました。

## 4. コンサルテーションの実際：
### 自殺防止対策の徹底によりスタッフの不安を緩和

### ◾ スタッフの不安

　カンファレンスでIさんに関する不安として語られた内容から、病棟スタッフの一番の気がかりは、「患者が自殺するのではないか」ということでした。この問題については、すでに対策として、以下のことを実施していました。
　①Iさんが病棟から1人ではでないようにする
　②ナースステーションに近い病室にする
　③巡視の回数を増やす
　④守衛室にIさんの情報を伝え、Iさんとわかる目印を点滴棒につけておく
　⑤「死にたい気持ち」になったらナースに話すように伝えておく
　そのうえで、参加したナースたちから、
　「このような対策をとることで自殺を防ぐことができるのか不安だ」
　「夜勤のようにスタッフが少ないときに本人が興奮してでていくようなことがあったらどうしようかと、心配になる」
　などの発言がありました。
　これを受けて筆者は、今現在、対策として挙げていることを実施することが大切であることを、まず伝えました。そのうえで、Iさんが精神的に落ち着いているときを見計らい、「死にたい気持ち」について、確認してみてもよいことも伝えました。
　担当ナースの返事は、「Iさんから言いだしてくれれば聞くことはできるが、こちらからそのことを尋ねるのにはかなり勇気がいる」というものでした。

そのため、しばらくは、毎日、短時間でも筆者がIさんとの面接を行い、その中で機会をみながら「死にたい気持ち」があるかどうかを確認して、結果をナース側に伝えていくこととしました。

### ■ Iさんの気持ち

　Iさんとの連日の面接は5回続きました。面接時のIさんの精神状態や語られたこと、筆者が答えたことの概要は、その都度、当日日勤の担当ナースに伝えるとともに、対応で困っていることがあれば聞き、またナースからの情報提供も受けて、意見交換をしながら経過しました。

　2回目の面接時には、自殺願望の有無や自殺未遂したときのことを聞いてみました。Iさんの答えは、自殺願望は「今はない」ということでした。

　また、過去の自殺未遂に関しては、「どうして死のうと思ったのか」と単刀直入に聞いてみました。これに対するIさんの答えは、次のようなものでした。

**「肝臓へ転移していることを知って、もうどうでもいいと思った。外来できちんと化学療法も受けていたのに、どうして転移したのか、どうしてもっと早く転移していることがわからなかったのか、と思った」**

　6回目以降は、週2回ほどの間隔で訪問し、面接を継続しました。面接の回数が重なるのに並行して、徐々に痛みがでるようになり、身体状態が悪化していきました。

　入院から1カ月が経過するころには、「もう全然よくない」「何度も洗濯に行ったから疲れて何もできなくなった」などと訴え、死を話題にすることが少なくなりました。

　この時期には、病棟スタッフが対応に困ることはなくなりましたが、間もなくして状態が悪化し、Iさんは亡くなりました。

## 5. 結果と評価：入院環境で得られた安心感

　Iさんは精神科の受診を拒否し続けており、精神科疾患として診断される状態であったのかどうかは、最後まで確定できませんでした。そのため、Iさんにみられた激しい気分変動や自殺願望への対応は、日ごろIさんにかかわるナースたちの手にゆだねられることとなり、そのぶんナースたちは慎重になったと考えます。

　面接当初は被害的な話が多かったIさんですが、面接を重ねていく中で、入院したことによる安心感を表出することもみられるようになり、ナースの対応も含めた入院環境が、Iさんにとって安心が得られる場であったと考えます。

　ナースたちも最初のころは、Iさんが予測不能な状態にあるために、ナース自身の不安が強かった印象がありました。しかし、注意して観察することや、かかわることの限界などを踏まえ、いくつかの視点をもってかかわり続けていくうちに、Iさんの状態をある程度でも理解し、慣れることで、かかわることへの不安も少しずつ減少していったという印象をもつ事例でした。

B 自殺企図の経験がある患者

## 本事例のSummary

**コンサルテーションの流れ**

- 自殺企図の既往がある患者の気分変動が激しく、対応に迷う

　　↓

【面接】
- 被害的な話が語られる
- 精神科受診は拒否

　　↓

【自殺願望への対策】
- 具体策の提案と実施

　　↓

- 安心できる場の提供が功を奏す

**対応のポイント**

● 患者の精神状態の把握に努める

　「感情の起伏が激しい」「被害的な言動がある」などの症状がみられ、精神科疾患が疑われるような場合であっても、患者の了解なく精神科医の介入を求めることは難しい

　本事例でも、Ｉさんは過去の精神科受診歴をはっきりと話し、そのうえで受診を拒んでいるために、無理に精神科医の診察を受けてもらうことはなかった。そのため、ナースたちはＩさんの精神状態を怠りなく観察し、対応することで、最悪の事態を防ぐことができた

● 自殺願望への対処策

　患者から「死にたい」と聞かされることで、対応するナースはとても不安になる。「死にたい」と言うことがそのまま自殺企図に直結するわけではない。しかしＩさんの場合は、今回の入院に至る経過で、また過去にも、実際に行動を起こしており、対応にはことさら気をつける必要があった

　本文中にも示したが、予防策として最低限欠かせないのは、「所在の確認」「病棟スタッフ以外のサポート（本事例では守衛室との連携）」「（死にたくなったら伝えるという）患者との約束」である

# NOTE-9　自殺願望のある患者への対応に役立つ知識

## A　自殺に傾いた人の心理と行動[1]

- わが国における2012（平成24）年の年間自殺者数は27,858人で、1997（平成9）年以来15年ぶりに30,000人を下回ったことが内閣府より報告されている。減少したとはいえ、世界的には9位にランクインしており、依然として高い水準にあり、国は自殺防止に向けたさまざまな取り組みを継続して展開している
- その中心となるのが、2006（平成18）年6月に成立した「自殺対策基本法」である。その翌年6月には「自殺総合対策要綱」が策定され、2008（平成20）年3月には、厚生労働省に設置された有識者検討会により「自殺未遂者・自殺者親族等のケアに関するガイドライン作成のための指針」が公表された
- この指針に基づき、2009（平成21）年1月には、「自殺に傾いた人を支えるために：相談者のための指針」が作成されている。そこでは支援の第一歩として、「相手のことを知り、理解すること」を挙げ、そのためには「自殺に傾いた心の状態はどのようなものなのか」を知ることから始める必要がある、としている
- 本指針では、「自殺に傾いた人の心の状態と行動」として、以下の9点を挙げている

> ①無力感や絶望感にとらわれていて、孤立無援に陥りやすい
> ②自分自身に対する自信を失いがちで、「自分には価値が無い」と思いがちである
> ③考え方や物事の見方に柔軟性を欠いていて、抱えている問題を合理的に解決することができない
> ④自殺によって「終わらせる」こと、あるいは困難から「抜け出す」ことが唯一の解決方法だと思い込んでしまう
> ⑤自殺を考える一方で、「生きたい」という願望が同時に存在し、誰かに助けを求めている
> ⑥自殺を考えていることを誰かに「気づいてもらいたい」「助けてもらいたい」という思いを、態度やことば、しぐさなどで伝えている
> ⑦自殺に傾く過程で、多くの人が精神疾患を発症している
> ⑧精神不安定や不快な気持ち、不安を取り除くためにアルコールや薬物を過量に使用し、冷静な判断を欠いている状態で自殺が企図され、結果として自殺に至ることが少なくない
> ⑨その人の衝動的な傾向や自分自身に対する攻撃性が、自殺企図を後押しすることがある

## B　自殺に傾いた人への対応の基本[1]

- 先の指針では、自殺に傾いた人と接していくうえでの**心がまえと基本姿勢**として、以下の7点を挙げている

> ①相手の状況をいったん受け止め、相手の気持ちや立場に立って、共に問題解決を考える（受容と共感）
> ②相手の心情に応じて穏やかな対応を心掛ける
> ③まず相手の話すことにじっくりと耳を傾ける。良し悪しの判断をせずに虚心に話を聴く（傾聴）
> ④たとえ相手が投げやりになっていても、また自らを傷つけるような行動をとっていたとしても、いたずらに責めたり、批判的な態度をとったりしない。むしろ支援を求めてくれたことや、死にたい気持ちや自傷・自殺未遂について打ち明けてくれたことをねぎらう
> ⑤いかなる状況や相談でも、真剣にとらえる
> ⑥安易な励ましや安請け合いはしない
> ⑦説明や提案は明確に行う

- さらに、**対応において留意すべきこと**として以下を記している

「死にたい気持ちを打ち明けられて、動揺したり不安に感じたりすることがあるかもしれない。また、自らの人生経験や価値観から、無意識のうちに自殺に傾く人に批判的な思いを抱くことがあるかもしれない。そのような自分の気持ちや考え方をまず自覚したうえで、これを制御し、相手への理解や対応に努めることが大切である」

- **してはいけない対応**としては、以下を挙げている

> ①単に「死んではいけない」といった教えを説くような対応や、自傷・自殺行為をとがめること
> ②問題となっていることが大した問題ではないとしたり、無視したりすること
> ③「死ぬ気があれば何でもできる」「弱音を吐くな」といった、実態を無視した、あるいは的外れな励ましをすること
> ④感情的になったり、大げさに振る舞ったりすること
> ⑤たらいまわしの危険をはらむような対応や情報提供を行うこと
> ⑥相手の生命の危険性を度外視して、ただ秘密は守ると約束すること

- 自殺に傾く人は多くの場合、疾病や病態のみならず、背景に生活・経済問題や、職場や学校での問題、介護問題など、具体的な問題、生きづらさを抱えていることを指摘。社会資源の活用により当座の生活の安心を確保するといった具体的な支援が、自殺を予防するのに効果的である、としている

- 指針はまた、**死にたい気持ちを打ち明けられたときの心がまえ**にも言及し、相手と十分なコミュニケーションがとれていることを前提に、「むしろそのことを話題にしないのは不自然」であり、「困難な状況を改善する方法がある」ことを伝え、「死なないことの約束につなげる」ことが重要だが、そのためには「相手のつらい気持ちに寄り添い、死にたい気持ちをしっかり受け止める」ことが大切だとしている

【文献】1）厚生労働省：自殺に傾いた人を支えるために；相談担当者のための指針，自殺未遂者，自傷を繰り返す人，自殺を考えている人に対する支援とケア．2009, pp2-7.
　　　　http://www.mhlw.go.jp/bunya/shougaihoken/jisatsu/dl/02.pdf

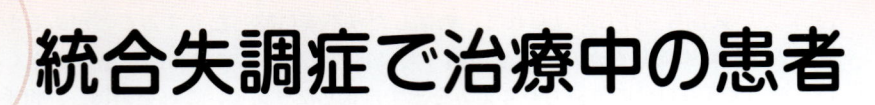

# 統合失調症で治療中の患者
## 被害妄想を訴える患者への対応事例

　統合失調症は、幻覚、妄想を主症状とする代表的な精神疾患の一つです。一般病棟においても、統合失調症の診断を受けて薬物治療を続けている患者が、身体疾患に罹患して、その治療を目的に入院してくる場合があります。

　精神疾患を有する患者に接する機会の少ない一般病棟のナースは、その既往、あるいは症状に戸惑いを感じることがあります。

　ここでは、統合失調症であることを理解し、患者の精神症状につきあいながら身体治療を受ける入院生活の支え方を考えます。

## 事例紹介

患　者：20歳代の女性Jさん
病　名：全身性エリテマトーデス
　　　　（Systemic Lupus Eryhtematosus；SLE）

### 患者の状態
- 10代の後半で統合失調症を発症。現在も月1回精神科外来に通院して薬物治療を続けており、病状はコントロールできている
- 今回は、SLEの治療を目的に内科病棟に入院してきた
- 入院から2週間が経過したころより、同室者に対する被害的な発言が多く聞かれるようになった
- ここ最近、不眠傾向である

### ナースが対応に困っていること
- 朝の申し送りで夜勤帯のナースから、Jさんが昨晩も眠れず、ナースステーションに何度もやって来ては、「お部屋の人に嫌われている」「私が通り過ぎると、『あの子が……』と悪口を言っている」などの発言を繰り返すために、対応に困った旨の報告があった
- 夜間の対応に時間がかかってしまう

# 1. コンサルテーションの導入

## 病名自体に戸惑うナースたち

　コンサルテーションの要請を受けた筆者（リエゾンナース）は、早速当該の内科病棟に出向き、依頼主であるJさんの担当ナースから詳しい話を聞きました。

　それによると、担当ナースをはじめとする病棟ナースたちは、学生時代の実習で精神科病棟を体験して以来、統合失調症の患者をケアした経験がなく、Jさんの精神症状よりも、「統合失調症」という病名自体に戸惑っているようでした。しかし、入院以降、対応について病棟カンファレンスの話題になることなく経過してきました。

　ところが、Jさんが被害妄想を訴えるようになったころから、ナースの間では、「やはり統合失調症の患者さんだから難しい」という声が聞かれるようになってきました。とくに、筆者への依頼前日の夜間にみられたJさんの状態には、どう対応すればよいのか困っている様子がうかがえました。

　そのときのJさんの状態は、直ちに精神科の主治医であるZ医師にも伝えられ、定期的な診察日ではありませんでしたが、その日のうちに診察が行われています。その結果として、Z医師から病棟ナースに以下のことが伝えられていました。

## 精神科医の見解は「精神不安は一時的なもの」

　Z医師は、JさんがSLEを発症する以前から、精神科外来で、統合失調症の薬物治療を担当してきました。入院後も定期的な診察を続けており、精神症状で大きな変化はみられないできたため、一般病棟での入院生活にも適応できているものと判断していました。

　定期診察においてZ医師は、Jさんを診察するだけではなく、病棟ナースにも、Jさんのことで困っていることはないかどうかを常に確認しているということでした。

　昨晩の出来事を受けて診察した後のZ医師の見解は、「**一時的に精神的に不安定になった**」ものであり、「**最近、不眠傾向が続いていたことがきっかけになっていると考えられる**」というものでした。

　Z医師は、「眠れない」と訴えるJさんに薬の増量や変更を提案しましたが、同意が得られず、しばらくは現行の薬物治療を続行して様子をみていくことになりました。

## おさまらないナースたちの不安

　Z医師の見解が病棟ナースに伝えられる場には、筆者も同席していました。Z医師はJさんの精神状態を説明したうえで、「とくに心配ないから大丈夫」と付け加えています。しかし病棟ナースたちは、この診察結果に安心するどころか、むしろ不安が高まっているように感じられました。

　昨晩の出来事についてナースたちは、これまでのJさんと明らかに違う様子であったことに驚き、

Ⅱ章／精神疾患を疑われる、または既往のある患者への対応

「やっぱり**統合失調症**だから、このようになるのか……」という気持ちをもってしまい、「この先どのように対応していけばよいのかわからなくなってしまった」と話していました。

## 2. アセスメント：入院生活へのストレス反応に対する不安

病棟ナースの話や精神科医の診察結果などから、この時点でのＪさんについては以下の２点を確認することができました。
①身体面では、SLEに対する治療開始から２週間が経過しており、身体症状は落ち着いてきている
②精神面では、統合失調症に対しては入院以前からの薬物治療を継続しており、コントロールできている

この２点から推察されるＪさんの昨晩の状態は、**入院生活そのものにストレスを感じており、それがＪさん自身の対処能力を超えていることの表れ、すなわちストレス反応である**、と考えました。
一方で、ナースたちが、このような状態にあるＪさんにかかわっていくことに不安を感じていることも理解できました。

## 3. コンサルテーションの実際：不安定な精神状態へのかかわり方を提案

ナースたちの不安に対して、Ｊさんの現在の精神状態を踏まえてケアしていくうえで必要な観察のポイントと具体的なかかわり方について、以下の提案を行いました。

1）認知・思考面でのかかわり
- 同室者に「悪口を言われている」など、被害妄想のような精神症状には波があり、一時的に強くなる場合があることを理解する
- 妄想の内容よりも、Ｊさんが「何を体験しているか」に注目する。それによって引き起こされている感情（怖い、不安など）に対するケアが必要である

2）感情面でのかかわり
- Ｊさんが、自分の気持ちをどの程度ことばで表現できるのかを、「今日の気分はどうですか」「何か心配なことはありますか」などと質問をして確認する
- ことばでは自分の気持ちを十分に表現できないときは、「泣く」「落ち着かなくなる」などの行動により気持ちを表現する可能性があることを理解しておく

3）睡眠へのかかわり
- 睡眠薬を使用して就寝したときは、入眠後の睡眠状態、とくに途中覚醒の有無、途中覚醒があればその程度などを観察する
- 熟睡感や睡眠の満足度を本人に確認する

## 4. 結果と評価：症状の特徴を踏まえた対応ができている

　初回コンサルテーションから1週間後、フォローアップを行うために、筆者は病棟に赴いて、病棟スタッフとショートカンファレンスをもち、この間のJさんをめぐる状況について話し合いました。

　ナースたちは、認知・思考面では、提案通りに、症状に波があることを理解したうえでのかかわりができていました。

　感情面については、Jさんが泣いたりすることもなく、比較的穏やかな状態で過ごすことができていたため、「自分の気持ちをどのくらいことばで表現できているか確認する必要はなかった」ということでした。

　睡眠については、「眠りは浅いような気がする」との発言がありました。そのため、コンサルテーション要請のきっかけとなった夜のように、眠れずにナースステーションに来ることが何回かあったようです。

　しかし、睡眠薬の変更などは、前回同様に本人が希望していないため、「現状のまま様子をみている」と、担当ナースは落ち着いた様子で話していました。

## 本事例のSummary

### コンサルテーションの流れ

- 統合失調症の薬物治療を続けるSLE患者の被害妄想の対応に戸惑う

↓

【入院生活へのストレス反応とアセスメント】
- 精神科医の見解は「一時的な精神不安定」

↓

【ナースへの介入】
- 症状の特徴を伝え、かかわり方を提案して、ナース側の不安解消に努める

↓

- 睡眠問題は改善していないが、患者が穏やかになりナースの不安も軽減する

### 対応のポイント

● 精神疾患患者のストレス耐性は低いと予測する

　精神疾患の有無、あるいはその既往の有無に関係なく、患者にとって入院という事態は、病気の治療のためとはいえ、ストレスフルな出来事である。入院が長期化すればするほど、あるいは治療が患者にとってがまんを強いるものであればあるほど、ストレスは強まり、患者の精神・身体面に思わぬ症状となって現れることは、一般病棟でもよく経験することではないだろうか

　そこには、患者自身のストレス耐性が大きく関係するが、統合失調症や感情障害など、精神疾患の既往のある患者が身体疾患の治療のために一般病棟に入院してきたときは、患者のストレス耐性は低いと予測してかかわることが重要である

● 行動面、認知・思考面、感情面を継続的、意識的に観察していく

　精神疾患の治療中、あるいはその既往の有る無しにかかわらず、患者がストレス状態にあると判断できるときは、行動面、認知・思考面、感情面について、意識的、継続的に観察していくことが必要である

　そのうえで、ストレス反応と思われる症状がみられる場合は、症状に応じた対応を心がけるとともに、刺激やストレスの軽減に努め、患者が十分休養をとれるようにしていくことが勧められる

# NOTE-10 統合失調症治療中の患者への対応に役立つ知識

## A　DSM-Ⅳ-TRにみる「統合失調症」の診断基準[1]

- 「統合失調症」（かつては「精神分裂病」と呼ばれていた）は、病態も経過も多様な疾患であるが、大部分が青年期から成人前期（15〜35歳）に発病し、慢性の経過をとりやすい精神疾患である
- アメリカ精神医学会の診断分類、DSM-Ⅳ-TRは、統合失調症の診断基準として、以下を挙げている

> A. 特徴的な症状として、以下の5症状のうち、2つ（またはそれ以上）が、各々1カ月にわたり（治療が成功した場合はより短い）ほとんどいつも存在する
> 　①妄想
> 　②幻覚
> 　③まとまりのない会話（頻繁な脱線または逸脱）
> 　④ひどくまとまりのない、または緊張病性の行動
> 　⑤陰性症状、すなわち感情の平板化、思考の貧困、または意欲の欠如
> B. 仕事、対人関係、自己管理など社会的または職業的機能が低下している
> C. 障害の持続的な徴候が少なくとも6カ月間存在する
> D. 障害は、失調感情障害と気分障害によるものではない
> E. 障害は、物質（乱用薬物、投薬）、または一般的疾患の直接的な生理的作用によるものではない
> F. 自閉性障害など広汎性発達障害と関係しない

- さらにDSM-Ⅳ-TRは、統合失調症の病型を、評価時点での優勢な症状により、<u>妄想型</u>、<u>解体型</u>、<u>緊張型</u>、<u>鑑別不能型</u>、<u>残遺型</u>に分類している
- このうち、本事例にみられる妄想型については、以下の2基準を満たすものとしている

> A. 1つ、またはそれ以上の妄想、または頻繁に起こる幻聴にとらわれていること
> B. 以下の3症状のいずれもが顕著ではない
> 　①まとまりのない会話
> 　②まとまりのないまたは緊張病性の行動
> 　③平板化したまたは不適切な感情

## B　妄想をもつ患者のケアにおける留意点[2]

- 「妄想」ということばは日常会話の中でも使われているが、精神症状としての妄想は、明らかに意識が清明であるのに、思考内容が異常なことをいう
- この場合の「異常」とは、非現実的で他者には了解不能であるにもかかわらず本人にとっては確信的で、他者による訂正が不能な内容をいう
- その内容により、「被害（関係）妄想」「微小妄想」「罪業妄想」「誇大妄想」などに分類される
- 妄想をもつ患者のケアでは、患者の思い込みが激しく、意思の疎通が図れない場合も少なくない。そのため直面した当初は誰でも戸惑うものだが、病識が欠如していることを踏まえつつ、訴えのすべてを妄想と決めつけずに受容的な態度で地道にかかわっていくと、治療が進むにつれて疎通性も回復してくる
- そのかかわりのポイントは、以下の4点である

①患者の訴えは、「現実的な訴えなのか」「妄想によるものなのか」を、周辺の状況などから慎重に見極めながら対応する
②身体症状を妄想と関連づけて訴える場合もあることを踏まえ、身体症状の訴えはフィジカルアセスメントなどと併せて判断する
③妄想に支配されて食事や排泄などの日常生活行動に支障をきたす場合があるため、支障なく生活できているかどうかを確認し、必要な支援を行う
④基本的には、妄想内容を肯定も、強い否定もしないで対応するが、患者がその妄想内容と現実との乖離をどの程度自覚しているのかを、患者の話す内容などから見極めながら対応していくことも必要である

【文献】1)American Psychiatric Association・著(高橋三郎, 大野裕, 染矢俊幸・訳):DSM-Ⅳ-TR精神疾患の分類と診断の手引. 新訂版, 医学書院, 2003, pp125-135.
2)野嶋佐由美, 南裕子・監:ナースによる心のケアハンドブック;現象の理解と介入方法. 照林社, 2000, pp36-37.

# Ⅲ章

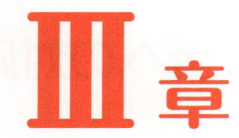

## 家族への対応に迷う事例

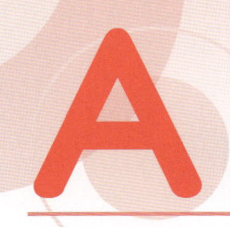

# A 平常心を保てなくなった家族

## 予後不良の夫との接し方に戸惑う妻への対応事例

　治療を続ける患者にとって家族は、心身両面、また社会的側面においても支えになる存在であるだけでなく、ともに病む存在でもあり、場合によっては、その関係性においてさまざまな葛藤を生む存在ともなり得ます。

　したがって、ナースにとって患者の家族は、ともに患者を支える存在として協調していく側面と、平常心を保つことが難しい状況に陥りがちであることを理解してケアの対象としてとらえ、支えていく側面も必要となります。

　ここでは、自分の気持ちを表出することの少ないがんの終末期にある患者と、その患者にどのように接していけばよいのか戸惑う妻の事例を紹介します。

### 事例紹介

患　者：60歳代の男性Kさんとその妻
病　名：咽頭がん、頸部リンパ節転移

**患者の状態**
- がんの浸潤範囲が広く、手術は困難な状況である
- 入院後に化学療法を受け、今後は放射線との同時併用治療を予定している
- 家族（妻）は、主治医から「予後は数カ月」と説明を受けているが、Kさんには予後告知していない
- 入院から1カ月が経過しており、最近になって妻より、Kさんが精神的に動揺しているとの情報を得る
- Kさんは他者に訴えることがあまりなく、内に秘める傾向がみられる
- 精神科受診かリエゾンナースの介入を勧めるが、「不要」と断られる

**家族の状況**
- 現在のKさんにどのように接することがよいのか、相談相手が身近にいないために不安を抱いている

## 1. コンサルテーションの導入：妻の疲れている様子が気にかかる

筆者（リエゾンナース）へのコンサルテーションの依頼主は、担当ナースでした。彼女から、Kさんと妻について、これまでの経過と相談内容が語られました。

- Kさんは、自分からはあまり積極的に話す人ではなく、今回の依頼も、妻の話からKさんの今の気持ちを知ったことがきっかけであった
- 改めてKさんに話を聞いてみたところ、「治療の副作用がつらくてあまり眠れない」「気分も落ち込んでいる」との返事だった
- 精神科の受診や、リエゾンナースと話してみることを提案したが、「今はまだいいから」と断られた
- 妻から、ナースの対応はKさんにとって安心感が得られるものだという話を聞き、普段のKさんの様子からは想像できず、意外に思った
- だからといって、Kさんは相変わらず自分から話をしてくれることはないので、どのようにかかわったらよいのかアドバイスがほしい

さらに担当ナースは、Kさんの妻に関しても、このような話をしています。

- 毎日、仕事の後に面会に来ているが、疲れている様子が気になり声をかけて話を聞くと、「**夫が精神的にもつらい状態であることを知り、どのように話しかけたらよいのか悩んでしまう**」と語っている
- Kさんには断られたが、妻にもリエゾンナースの存在を伝えてみたところ、最初は躊躇していたが、「相談にのってもらっては」と重ねて勧めると、「一度お会いしたい」と話している

この話を受け、早速この日の夕方、妻との面接を実施することにしました。また、Kさんへのかかわり方については、翌月のカンファレンスで話し合えるように、担当ナースに依頼しました。

## 2. 妻との面接：患者に似た精神状態に陥っている

妻は面接の冒頭、患者であるKさんだけではなく自分のことにまで気にかけてくれるナースたちに、「とても感謝している」と話しています。併せて、Kさん自身にとってもナースの対応は安心感をもたらすものであることを伝えてくれました。

その後の妻との面接は、妻自身の精神状態のアセスメントと介入方法を模索することに焦点をあてる方針で進めました。その結果、語られた妻の話は、おおむね以下の3点に要約されました。

①眠りが浅く、朝、起きたときに憂うつな気分になる
②夫の病気について、なぜもっと早く気づいてあげることができなかったのかという罪悪感がある
③予後不良の状態にある夫に、どのようなことばをかけてあげるのがよいのかわからなくなる

### 妻の精神状態のアセスメント

語られた話から、妻は、Kさんの発病と、その後の病状の進行が早いことにより、ストレスが強い状況にありながらも、現実に適応している健康な部分があると感じました。また、現在のKさん同様に気分の落ち込みを経験するなど、患者であるKさんとよく似た精神状態にあることもうかがえました。

### 妻への介入

話をうかがった後で、妻には、上記のアセスメントを踏まえ、次の4点を中心にアドバイスを行いました。

① 現在はKさんと同じようにつらい状況の中にいることから、Kさんのサポートをしようとは思わずに、同じ気持ちでいっしょにいようと考えることが大切である
② 「眠りが浅い」「朝が憂うつ」という状態は、現在置かれている状況では自然な反応であること、今後、その傾向が長引く、あるいは強まるようなら、クリニック（精神科、心療内科など）に受診することを考えてはどうか
③ 現在感じているような「罪悪感」は、家族が病気になったときに起こる自然な感情であり、今は無理にその気持ちを抑え込もうとするのではなく、ある程度は考えてしまうことを自分に許すという方法でよい
④ Kさんに対して、何か特別なかかわりが必要なのではなく、これまでしてきたように接することが大切である

### 妻の反応

面接の最後に、継続して面接を実施することも可能であることを伝えました。これに対する妻の返事は、「今まで、どうしようかと思っていたことをお話しすることができ、夫に対しても、何かしなければ、と思わなくていいと言っていただいたので、大丈夫だと思います」というもので、継続した面接の希望はありませんでした。

必要があれば、病棟ナースを通じて、いつでも連絡可能であることを伝え、面接を終了しました。

## 3. 患者のアセスメント：ナースからの働きかけに応える気力がない

担当ナースから得られた情報と妻との面接から、現在のKさんの状態について推し量ることができるのは、おおむね次の2点でした。

① 身体的にも精神的にもつらい、余裕のない状態であり、睡眠も十分確保できているとはいえない

②このような状況では、ことばをかけてくれるスタッフに十分な反応を返すだけの気持ちの余裕がない、あるいは返す気力もない状態ではないか

## 4. かかわり方の提案：気持ちに余裕をもてない状況を理解して対応する

担当ナースとチームナースには、妻との面接の内容と結果について伝えるとともに、現時点で推測されるKさんの精神状態を説明しました。それを踏まえて、以下の3点について具体的な対応策を提案し、その内容をチームナース全員が周知できるように、書面にして渡しました。

### 1）Kさんの反応を確認する

話しかけたときにKさんの反応が乏しく、話しかけてもよいものか迷うときには、以下のような2つの質問で、Kさんの気持ちを確認する。そのうえで、そのときのKさんの希望に沿う対応方法をチーム内で統一する。

①「今は、話しかけることを遠慮したほうがいいですか」
②「話しかけられるのはいいけれど、お返事をする元気はないですか」

返事が①であれば、それ以上話しかけることは控える。②であれば、Kさんがうなずく、首を振るなどの反応で答えられる質問で、話を続ける

### 2）患者がナースを選ぶことを容認する

自分の内に思うところがあったとしても、その気持ちを誰にでも表出できるとは限らない。一時期に比べると、最近のKさんは少しずつ気持ちを表出しているときもあるようだが、無理に聞きだそうとするのではなく、「今なら話を聞ける」とか、「Kさんが話してくれる」と思えるときに、そのとき対応したナースが話を聞ければよいという姿勢で対応する。

### 3）睡眠状態と満足度を確認する

Kさんは、睡眠薬を使用していても眠りは浅いようである。今週は、睡眠状態を、夜勤帯の観察と、Kさん自身の睡眠に対する満足度により確認する。眠りが浅く、熟睡感が得られない状態が続いているのであれば、気分の落ち込みや、気力の低下についても確認する。

これらの症状が認められ、Kさん自身も自覚しているようであれば、軽度の抑うつ状態に陥っていることも考えられる。その場合は、主治医と相談して、精神科の受診を検討する。

## 5. 結果と評価：変わらない患者と妻の様子

1週間後、フォローアップとして、担当ナースから、その後のKさんと妻の様子について話を聞きました。

### 妻のサポート

担当ナースが妻から聞いた話によると、離れて暮らしている娘が、介護休暇をとり、1カ月間帰省することになったということでした。そのことについて、妻は「すぐそばに相談できる相手がいると思うだけで気持ちが楽になったので大丈夫だと思います」と話していたということでした。

### Kさんの様子

Kさんの様子に大きな変化はなく、対応策として提示した「Kさんに確認する」ことは、できていないということでした。しかし、
「**こちらが期待するような返答がなくても、気にせずに、必要なことは声をかけてもいいのだと思えるようになった**」
と、担当ナースは話してくれました。
睡眠が浅いことと、気分の落ち込みは続いているとのこと。この点については、精神科の受診を改めて勧めたところ、今度はKさんの了解が得られ、薬物療法（ドグマチール®とロヒプノール®）が開始となりました。

### チームナースの様子

チームナースの対応についても、担当ナースから様子を聞いてみました。
これについても変化がみられ、Kさんの表情や日々の様子など、以前よりも観察して、担当ナースに伝えてくれるようになったということでした。また、睡眠状態についても、睡眠薬の効果をKさんに確かめながら、夜間の睡眠状態についても注意して、観察しているということでした。
Kさんの、自分のことはあまり話してくれないという態度は、これまでと変わらないということでした。しかし、ナースたちには直接言ってくれなくても、妻には、ナースの対応を評価する旨のことばを伝えているとのこと。その話を信じて、Kさんにかかわることができていると、担当ナースは話していました。
加えて担当ナースは、こうも話してくれました。
「こちらが期待するような返答がなくても、必要なことは声をかけてもいいのだと思えるようになりました」

A 平常心を保てなくなった家族

## 本事例のSummary

**コンサルテーションの流れ**

- 自らは訴えない患者とそのことで戸惑う妻に、どのような援助が可能か考える

↓

【妻との面接を実施】
- つらい状況がもたらす自然な反応であることを伝える
- 夫を「支える」ではなく「いっしょにいる」ことを勧める

↓

【ナースにかかわり方を提案】
- 患者の睡眠状態、態度の観察を続けること
- 妻を通して患者の考えを知る場合もあること

↓

- 患者に大きな変化は認められない
- 妻とナースそれぞれにかかわり方の変化を確認

**対応のポイント**

● 家族も視野に入れたかかわりの大切さを知る

　本事例のKさんと妻は、ナースに対して積極的に支援を求めてくるタイプではなかった。担当ナースは、Kさんや妻の様子をみながら積極的にかかわり、さらにリエゾンナースに支援を要請してきた。患者だけでなく、その家族も視野に入れたかかわりをしていることの証である

● 会話が成立しにくくなることを想定する

　Kさんは、妻に対しては、ナースへの感謝の気持ちを話していた。しかし、その気持ちと、日常でのかかわりに対する反応とのギャップに、ナースたちは戸惑いを感じていた。家族に対してと、医療者に対して、相手の立場が違えば、話す内容も異なってくるのは珍しいことではない。身体状態が悪く、精神的にも余裕がない状態であれば、会話が十分に成立しなくなる場合もあることを想定してかかわってみることも必要である

● 「いつもと同じでいる」ことの難しさを理解する

　Kさんの妻自身も、不安を感じ、気持ちの落ち込みを体験していた。病気によって患者と同じように家族も動揺するのは、自然なことである。そのようなときに夫婦のような関係にあっても、相手に対してどのように接すればよいのか、という疑問や不安を抱くことが、本事例では示された

　平常でない状態のときに、「いつもと同じ」であることは難しい。さらに、病んでいる相手に、

よりよいかかわりをしたいと思うだけに、「どのようにかかわればよいか」と思い悩むことにもなる。大切なのは、平常の自分を取り戻すことであり、「いつもと変わらないでいることが大切」と繰り返し妻に伝えたのはそのためである

# NOTE-11 平常心を保てない家族への対応に役立つ知識

## A　家族もたどる「予期悲嘆」のプロセス[1]

- 本事例のように、肉親の深刻な病、さらには予後不良の状態そのものに直面しているような家族への対応を考える際には、愛する家族との死別が近いこと、その家族を亡くした後のことをイメージして高まる悲哀、いわゆる「予期悲嘆」の観点からのかかわりの重要性も、つねに念頭に置くことが必要である
- 死の臨床家として世界的に著名な米国の精神科医キューブラー・ロスは、多くの末期患者との対話を通して、自らの死を予期した患者の心理的対処メカニズム、つまり自身による悲嘆の仕事を、以下のプロセスとして紹介している

　　第一段階：否認と隔離
　　第二段階：怒り
　　第三段階：取り引き
　　第四段階：抑うつ
　　第五段階：受容

- さらにロスは、かけがえのない存在である肉親との死別を予期する患者の家族メンバーもまた、肉親への依存の終焉や安定の喪失などを感じておののき、患者本人と同じような予期悲嘆のプロセスをたどっていることを指摘している
- そのうえで、人生の終わりを生きる患者に対するように、その家族に対しても、予期悲嘆に配慮した手厚いケアの必要性を説いている
- その悲嘆ケアは、患者が存命している間は当然ながら、患者を亡くした後も引き続き行い、以下のような方法により、遺族の要求に応えつつ、支援していく必要があるとしている

　　①言いたいことを遺族に話させる
　　②気が済むまで泣かせる
　　③必要であれば絶叫させる

## B　患者家族の理解[2]

- 家族の1人が病気になると、家庭内の生活リズムは必然的に乱れ、役割分担にも変化を強いられるなど、家族メンバーは、これまで経験したことのないストレスに直面することになる
- このストレスへの家族の対応能力は、家族としてのセルフケア能力や判断力、家族間の情緒面での交流や結束力などにより決まってくる
- 家族の対応能力次第では、患者の病気が引き金となり家族メンバーの誰かが健康に支障をきたすような事態も起こりかねない。そのようなことになれば、患者自身の病状や闘病意欲にもマイナスの影響をもたらす可能性は大きく、患者の治療にあたる医療スタッフ、とりわけナースには、患者のみならずその家族にも目を向けていくことが求められる
- その対応にあたっては、病人がでたことにより、その家族メンバーは、

　(1)　どのような変化を強いられているのか
　(2)　どのようなストレスを受けているのか
　(3)　そのストレスにより家族機能はいかに障害されているのか

　を把握する必要があるが、その理解には、以下2点の情報は重要である

　　①患者は病前まで家族メンバーとどのような関係性をもっていたのか
　　②患者は家族の一員としてどのような機能を担っていたのか

● 具体的には、以下の視点から患者家族をアセスメントしてみることで、今家族に起きている変化の理解にたった家族ケアを考えることができよう

①家族メンバーの1人が病気になったことやその病状を、個々の家族メンバーはどのようにとらえているか
②家族メンバーの病気により家族全体にどのような変化が起きているか、また、それらの変化は家族にどのような影響をもたらしているか
　　・具体的な生活面での変化
　　・役割分担面での変化
　　・家族内でのコミュニケーションにおける変化
　　　（会話が少なくなった、言葉づかいが変化した、など）
　　・情緒面での変化
③それらの変化に対して、家族として何らかの対処行動をとっているか、とろうとしているか
④家族として現在の事態をいかに安定させようとしているか

【文献】1）E・キューブラー・ロス・著（川口正吉・訳）：死ぬ瞬間：死にゆく人々との対話．読売新聞社，1971，pp65-169, 191-224.
　　　　2）野末聖香・編：リエゾン精神看護：患者ケアとナース支援のために．医歯薬出版，2004，pp90-95, 201-202.

# B 同じ質問を繰り返す家族
## なかなか本心を語らない弟への対応事例

　家族へのかかわりにおいて、ナースは、自らの家族観をベースに考えがちですが、家族は一様ではありません。とくに現在は、家族のあり方や関係性が多様化しています。

　家族が病に倒れたときに個々の家族メンバーが受けるダメージは、それまでの関係性により大きく異なります。「家族が医療スタッフに何を望んでいるのか」を解いていくには、家族にはそれぞれ事情があることを理解し、その見えていない事情にまで思いをはせることが大切です。

　ここでは、面会の都度ナースと話をしたがるものの、その意図が見えにくかった患者のきょうだいへの対応を紹介し、家族内の関係性を踏まえたかかわりを考えます。

### 事例紹介

患　者：50歳代の女性Lさんとその弟
病　名：乳がん、多発脳転移

#### 患者の状態
- 今回は、乳がんの多発脳転移に対する放射線治療を目的に入院した
- Lさん自身はつねに冷静に自分の状況を把握しており、ナースのかかわりにおいて困ることはない
- Lさんは独身で、一人暮らしである

#### 家族の状況
- Lさんには3歳年下の弟がいる
- 弟は、Lさんの前回入院時に比べると、今回は面会の回数が多く、ほぼ1日おきに面会に訪れている
- 面会時の弟は、Lさんのベッドサイドにいるよりも、ナースを訪ねて質問してくることのほうが多く、一度話し始めると時間的に長くなる
- ナースに対する弟の質問は、毎回ほぼ同じで、Lさんとの接し方にアドバイスを求める内容である
- 質問には、その都度対応したナースがていねいに答えているが、ナースからのアドバイスに、「それはちょっと……」と聞き入れないことが続いている

## 1. コンサルテーションの導入

リエゾンナースである筆者への相談の依頼は、Lさんが現在入院している病棟の看護師長からでした。

趣旨は、事例紹介にあるように、Lさんの弟が、最近は隔日のように面会に訪れているが、その都度、Lさんと一緒にいる時間よりもナースに話しかけてくる時間のほうが多い。しかも、その話の内容はいつもほぼ同じで、話がなかなか先に進まない。どのようにかかわるのがよいのかナースたちが困っており、対応のアドバイスを希望する、というものでした。

## 2. カンファレンスの実施：質問時のやりとりの何に困っているのか

病棟師長と担当ナース、およびLさんによくかかわっているナース数名でカンファレンスをもち、弟への対応について、実際にどのようなことでナースたちが困っているのかを聞くことにしました。以下が、そのときのやりとりです。

担当ナース：Lさんは、これまでにも数回入院してきていますが、とても自立していて、私たちが対応に困ったことはありませんでした。今回の入院目的は、脳転移に対する治療であり、今までよりも自分でできるADLの範囲は狭まってきているため、日常生活の援助がかかわりの中心になっています。

病棟師長：対応に困っているのは、Lさんの弟さんですよね。これまでの入院ではあまりお見かけしなかったのですが、今回の入院からよく姿を見るようになりました。面会に来られると、Lさんのところにいるよりも、詰め所などでナースに話を聞いている時間のほうが長いのです。

担当ナース：弟さんから聞かれるのは、Lさんにどのようにかかわればよいのか、ということで、毎回、同じ質問です。入院時に、主治医から病状について説明があったときは、私も同席していましたが、弟さんからはとくに質問はなかったように記憶しています。その後も、主治医に聞きたいことがあるわけではないようなのです。

Aナース：弟さんは、仕事を終えてから面会に来られるので、ちょうどその時間になるのだとは思いますが、私たちからすれば、日勤と夜勤の交代時間のころに、「ちょっとお聞きしたいことがあります」と声をかけられるわけです。時間がないので今は無理なことをお伝えすると、「待ちます」と言われます。待つのは苦にならないようでして、それよりも、話を聞きたいというか、話をしたいのかな、と最近は思うようになりました。

Bナース：同感です。というのは、誰に対しても毎回、同じ質問なのです。今回の入院でLさんから、「もう自分は長くない」「退院できないかもしれない」「後、何カ月くらいかしら」

「ホスピスを探そうかしら」などと言われ、どう返事をしたらよいかわからないから教えてほしい、というのです。

Cナース：それで、たとえば「何を言おうか迷うのであれば、しばらく黙ってそばにいるとか、なんと言えばよいかわからないと、率直にお返事するのはどうですか」と具体的にアドバイスをすると、「いや、それはちょっと……」と、アドバイスを受け入れてくれるわけではないのです。

担当ナース：そういった状況が入院後ずっと続いていて、話も長くて、対応に1時間近くかかることもあります。夕方の忙しい時間にそれだけの時間を弟さんへの対応にとられるのはかなりきついですね。

病棟師長やナースたちが対応に困っている様子が伝わってきました。そこで、この日の夕方、病棟師長から紹介してもらうかたちで、筆者が弟との面接を実施することにしました。

## 3. 家族との面接：1時間を超えて同じことを繰り返し語る

Lさんの弟とは、病棟師長から紹介を得た後に2人で面接室に行き、そこで改めて自己紹介をしてから、話をうかがうことを始めました。

弟が最初に口にしたのは、

**「姉に対して、どのように接すればよいのか正直わかりません」**

ということでした。

その後、弟は、1時間を超えて話し続けました。その間語られたのは、病棟スタッフが話していたように、以下のような内容の繰り返しでした。

「姉がこの病気になるまでは、数年間、疎遠になっていました。疎遠になる以前も、行き来はあまりありませんでした。姉はあの通り、ずっと1人で暮らしてきて、人に頼ることをしない人ですから」

「それでも、今回の入院では、『後、どのくらい生きられるかな』とか、『自分は退院できないと思う』『ホスピスに行くことを考えようかと思う』などと、自分に話してくれており、これまでと比べると変わってきているのかなと思います。そう言いつつも姉は、『私は大丈夫、あなたのことが心配』と言っています」

面接を終えるにあたり弟には、

①今後は週に2回程度、筆者との面接が可能であること

②Lさんにどのように接していくのがよいかという内容については、筆者との面接の場で話し合っていくこと

③これまでのように、病棟スタッフに病状以外のことで質問をすることはできるだけ遠慮してもらいたいこと

の3点を伝えました。

弟はこれを了解し，次に会う日時を約束しました。すでに病棟師長から、夕方の時間帯は病棟ナースに話を聞いてもらおうとするのは遠慮願いたいと言われている、ということでした。

## 4. 面接の結果と提案

弟との面接を終え、そのアセスメントと弟にアドバイスした内容を、コンサルテーションの依頼用紙にある返事のコーナーに明記し終えたうえで、病棟に行き、病棟師長とスタッフに、次のような説明を加えながら、その用紙を渡しました。

### ▪「どう接したらいいのか」に込められている思い

面接の最初に弟から、「どう接したらいいのか」ということばがでてきました。これに対し、「今、どのように接しているのか」と尋ねてみました。

姉のLさんは、「後、何カ月かしら」「自分は退院できない」「長くはない」などと話し、ホスピスについても言及しているようでした。ただし、Lさんの基本的な姿勢は、「私は大丈夫。あなた（弟）のことが心配」という発言に象徴されるように、これまでの姉弟関係を崩していないため、弟としては、どのように接していけばよいのか、という戸惑いがあるようです。

この点については、「こう話したらいい」というような正解はないのだと伝えました。また、日常の会話の中で、「こう言えばよかった、ああ言えばよかった」といろいろ考えてしまうことを繰り返すのも自然な成り行きであると話しました。

弟自身も、Lさんが本心をだしておらず、お互いに探り合いをしているように感じることがあるそうです。そのため、どこまで話してよいのか迷いがあるようでした。このような関係にあることと、弟自身も「堂々めぐりをしている」と感じていることが、「何気ない会話のしづらさ」につながっていると考えます。

これまで、同様の話をスタッフにしていたようですが、「どう接したらいいのか」という問いかけは、「どうすればいいのか」という、弟自身の中でもまとまりきらない気持ちや考えの一端としてでていることばとしてとらえるのが現実的だと思います。

### ▪背景にある経済的な問題

弟の、「どうすればいいのか」という悩みの中で大きな割合を占めているのは、医療費や今後の経済的な支援の問題であるという印象を受けました。

しかし、この件について弟は、すでにケースワーカーに相談しているということでした。

## 5. かかわり方の提案：「病状以外の話は面接の場で」と制限する

病棟師長と担当ナースをはじめとするスタッフには、弟との面接の結果とLさんとの接し方について弟に提案した内容を伝えるとともに、日々のケアの中での弟へのかかわりについて、

- カンファレンスでのナースたちの発言を聞いていると、**弟への対応に時間を費やすことにナースが疲労していること**
- 今のところ、**弟の要求にその都度応えなくてはならないような差し迫った理由がないこと**を、直接面接をして確認できたこと

を踏まえ、次のように話しました。

「Lさんの弟さんからの、姉弟関係に関する話題については、筆者が週に2回の面接を実施し、そこで話を聞く約束をしました。今後は、この話題をスタッフにもちかけるのはご遠慮願いたいことも伝えました。師長さんからも、同じことをお話ししていただいたようで、弟さんにはご了解いただいています。今後、弟さんからLさんの病状以外のことで『話を聞きたい』との申し出があった場合には、『その件はリエゾンナースと面接のときにお話しいただくと聞いています』と、断っていただいて構いません」

## 6. 結果と評価

その後弟とは、Lさんの退院が決まるまでの間、週2回の面接を2週間、都合4回実施しました。

その間には、面接日以外にも、これまでのように仕事を終えてから面会に訪れることがありましたが、スタッフに繰り返し質問をしてくることはなかったそうです。

## 本事例のSummary

### コンサルテーションの流れ

- 面会のたびに同じ質問を繰り返す患者の弟への対応に困る

↓

【弟への面接を実施】
- 姉弟の関係性から質問に込められた真意を探る
- 定期的な面接の場で話を聞くことを約束

↓

【ナースに弟へのかかわり方を提案】
- 気持ちを語る場を用意しており、かかわりを制限する場合もあってよいことを伝える

↓

- 定期的な面接の実施により、ナースへの繰り返しの質問がなくなる

### 対応のポイント

●従来の関係性を知る

　本事例は、患者のきょうだいへのかかわりに関する相談であった。「家族」とひと言でいっても、親子の関係、きょうだいの関係、夫婦の関係など、実に多様である。一方が病気になり「患者」といういわば弱い立場になってもそれまでの家族としての関係性が継続していることは多い

　患者の家族にかかわるうえで、従来の患者とその家族メンバーとの関係性がどのようなものであったかということは、重要な情報である

●「ほんとうに言いたいこと」に思いをめぐらせる

　本事例では、弟の、「どのように接すればいいのかわからない」との質問に、ナースが具体的な対策を伝えても、また同じ質問が投げかけられることが繰り返えされていた。このように、理解力に問題がないにもかかわらず、同じ質問が続くような場合は、「ほんとうに言いたいことは何なのか」を考える必要がある

●要望に応え続けることが必要かどうか見極める

　ナースは、対象が患者でも家族でも、提示される希望や要求にはつねに応え続けなければならない、という気持ちに陥りやすい。しかし、だされる希望や要求には、すぐに対応できないこともある。また、何か答えがほしいのではなく、ただ話をしていたいということもある

　弟の繰り返される要求は、スタッフナースが応え続ける必要があるものなのかどうか。それを見極めたうえで対応することが、本事例検討のポイントである

# NOTE-12 同じ質問を繰り返す家族への対応に役立つ知識

## A　経済的問題への支援における連携[1]

- 治療費の負担、療養中の職場や家族との関係のこじれ、退院後の生活の問題など、家族の病気に付随して起こる社会生活上の問題には限りがない
- 本事例のように、患者家族が繰り返し質問をしてくるものの、いつも同じことの繰り返しで、なかなか真意を語ってくれないような場合には、その背景に、日々の社会生活上の問題、とりわけ経済的な問題が潜在している例は少なくない
- これらの問題を一手に引き受けているのは、病院などの医療機関内で唯一社会福祉学を教育基盤にしている医療ソーシャルワーカーであり、**部署・職域を超えた連携が問題解決に奏功する**ことが期待できる
- 医療ソーシャルワーカーは、通称「MSW（Medical Social Worker）」と呼ばれ、一般にも広く認知されているが、この呼称は日本独自のものである
- 現在、国家資格化に向けた動きがあるものの、現時点で「医療ソーシャルワーカー」の業務を独自に規定する法律はなく、その多くは、国家資格である「社会福祉士」や「精神保健福祉士」を基礎資格に活動している
- 医療ソーシャルワーカーの業務内容は、厚生労働省保健局長（当時）の通知、「（改正）医療ソーシャルワーカー業務指針」（2002年11月29日健康発第1129001号）に詳しく規定されている
- 本指針では医療ソーシャルワーカーの役割を「病院等の保健医療の場*において、社会福祉の立場から患者のかかえる経済的、心理・社会的問題の解決、調整を援助し、社会復帰の促進を図る」と説明。
  具体的な業務内容として以下を挙げている
  ①療養中の心理・社会的問題の解決、調整援助
  ②退院援助
  ③社会復帰援助
  ④受診・受療援助
  ⑤経済的問題の解決、調整援助
  ⑥地域活動
  このうち⑤の『経済的問題の解決、調整援助』については、
  「入院、入院外を問わず、患者が医療費、生活費に困っている場合に、社会福祉、社会保険等の機関と連携を図りながら、福祉、保険等関係諸制度を活用できるように援助する」
  とし、その具体的な活動に関しては、
  「保健医療の場においては、患者に対し様々な職種の者が、病院内あるいは地域において、チームを組んで関わっており、また、患者の経済的、心理的・社会的問題と傷病の状況が密接に関連していることも多いので医師の医学的判断を踏まえ、また他の保健医療スタッフと常に連携を密にすることが重要である」
  として、ナースをはじめとする関係職種との連携の重要性を指摘している

＊：病院、診療所、介護老人保健施設、精神障害者社会復帰施設、保健所、精神保健福祉センター等が該当する

【文献】1）厚生労働省保健局長通知：医療ソーシャルワーカー業務指針．平成14年11月29日健康発第1129001号．
http://www.jaswhs.or.jp/images/pdf/gyoumusisin_2002.pdf

# 患者同様に不安の強い家族
## 患者の代弁者として介在する母親への対応事例

　患者の家族にかかわるときには、患者との間柄（親、配偶者、きょうだい）や病気になるまでの関係性を理解する必要があります。また、その関係性を知る中で、誰が患者のキーパーソンであるかということも、家族のケアを考えるうえで大切です。

　家族によって、お互いがどの程度、あるいはどのように影響し合う存在であるかはさまざまです。その中で母子関係は、子どもが成人している場合でも、成長時期の関係性が影響することがあります。

　ここでは、娘の病気が母親を精神的に不安定にさせながら、母親としての役割意識から、その不安を表出できないでいる事例を紹介します。

## 事例紹介

患　者：30歳代の女性Mさんとその母親
病　名：S状結腸がん、多発肝転移

### 患者の状態
- 入院して1カ月半になるが、腫瘍により腸が完全に閉塞された状態にあり、水分のみ摂取可能な状態が続いている
- 今後は、手術による人工肛門造設が予定されている
- 外見や行動が年齢よりも幼い印象を受ける

### 家族の状況
- 遠方からの入院のため、母親が病院近くのウイークリーマンションを借りて、入院以来連日、面会時間の間はずっとそばに付き添っている
- 母親も、今月に入ってから眠れない日があるらしく、受診して、睡眠薬の処方を受けている

## 1. コンサルテーションの導入

### 患者はちょっとした変化への対応が難しい

　筆者（リエゾンナース）へのコンサルテーションの要請は、Mさんの担当ナースと主任ナースによるものでした。まずMさんの特徴として、担当ナースから、おおむね次のような話がありました。
　「Mさんは、**見た目も行動も年齢より幼い感じ**です。入院して間もないころ、検査の説明を受けた後にナースコールを頻回に鳴らすということがありました。検査が続けて予定されたりすると、混乱するのか不安が強くなり、感情の波が激しくなることがあります。**ちょっとした変化にも対応することが難しい**気がします」
　「何もないときは、看護師に対して、『大丈夫です。調子はいいです』と言うだけで、それ以上の話をすることはありません。こちらが少し話を続けようとしても、『はい』という返事がくるだけになってしまいます」

### 連日面会を続ける母親も不眠に

　続けて主任ナースが、Mさんへの告知状況と母親のことに言及し、次のような話をしてくれました。
　「Mさんには、肝転移のことは伝えてありませんが、予定されている人工肛門造設の手術については、母親同席のもとに、直接説明してあります。しかし今のMさんの様子を見る限り、手術自体やその後の病状の変化をどこまで精神的に受け止められるかわからず、心配です」
　「Mさんは、母親には自分の気持ちを話しているようなのですが、その母親も、今月に入ってから眠れない日があるらしく、**受診して、睡眠薬の処方を受けている**ようです。病室に2人が揃っているときは、やはり遠慮しているのか、ナースに何かを頼むということはなく、**ナースから何かを尋ねても積極的な答えはもらえない状態**です」
　「Mさんとどの程度まで話をしてよいものかわからず、困っているのです。これは、私だけではなく、同じチームのナースたちも同じ思いです」
　加えて主任ナースからは、母親に対してもどのようにかかわるのがよいのかアドバイスを求めるとの要望が伝えられました。
　これを受け、筆者は、
　①Mさんと母親から面接への了解が得られれば、面接を行うことは可能であること
　②今後の対応について具体的な計画を立案するうえでも、一度はどちらかと面接しておきたいこと
の2点を伝えました。

## 2. カンファレンスの実施：かかわりの振り返りから問題を明確化する

### 話さないMさん、代弁する母親

　担当ナースと主任ナースからの情報を踏まえ、チームナースたちからも直接話を聞いてみたいと考えた筆者は、その旨を主任ナースに提案。了解が得られ、早速その日の午後に、チームカンファレンスをもつこととなりました。
　そのカンファレンスでは、口火を切ったチームナースのAさんの発言に続き、それぞれが、これまでのMさんと母親とのかかわりを振り返り、それぞれの思いを語ってくれました。

Aナース：私は以前、Mさんが主治医から検査の説明を受けた日に担当だったことがあります。そのとき、説明を受けた後のMさんは、怯えたような表情をしていて、「どんな検査になるの？」「痛いの？」と、何度もナースコールをしてきました。その様子から、**子どもみたいだ**と思いました。

担当ナース：Mさんは、Aナースが話してくれたように、何かのきっかけで**不安が強くなると訴えが続く**ことがありますが、それ以外のときはあまり話をしません。だから、そのギャップに困るというか、距離のとり方がわからないというか……。

Bナース：面会時間の間はずっと母親が付き添っていて、Mさんに何か聞いても、母親が返答してしまい、本人からは何も聞けずに終わってしまうこともあります。

筆　者：そのときのMさんはどんな様子ですか？

担当ナース：黙って、母親のほうを見ています。それで、Mさんに向かって聞きなおしてみることもあるのですが、本人がちょっと考えている間に**母親が代わりに答えてしまう**、といった感じです。

　担当ナースと主任ナースから聞いた話と同様に、ナースたちがMさん自身をどのようにとらえればよいのか迷っていることが伝わってきました。
　そこで、どのような場面で困ったのかを具体的に知りたいと考え、「Mさんとのかかわりが難しいようですね。今挙がった以外に、具体的に困った場面はありましたか」と聞いてみました。
　これには担当ナースから、勤務の関係でこのカンファレンスは欠席しているスタッフから言われたこととして、Mさんの返事はいつも「はい」か「大丈夫です」ということばになること、「○○はどうですか？」というようなオープンな質問を投げかけると黙ってしまい、母親が代わって答えてしまうこと、が語られました。

### これまでのかかわり方を続けてみる

　以上の話から、担当ナースを含むチームのナースたちは、Mさんと普通に会話ができることを望んでいるのではないかと思いました。

C　患者同様に不安の強い家族

しかし、得られた情報から推測されるMさんとのコミュニケーションスタイルを、今すぐに変えるのは難しいと感じ、次のように話しました。

筆　　者：Mさんは、ちょっとしたことで不安が強まる状態になり、夜間の頻回なナースコールやパニックのような行動となって表れるようです。みなさんのお話を聞く限りでは、Mさんは普段から自分の気持ちを語ることが少ないようですので、不安な気持ちをことばにして伝えることでパニックを回避するということは、すぐにはできないように思いました。

担当ナース：では、私たちとしては、どのようにかかわるのがいいのでしょうか。

筆　　者：今までは、どのようなことに気をつけてかかわってきましたか。

担当ナース：一度、パニックになった後は、検査や治療の説明のときには、ナースが必ず同席して、説明を受けているときとその後のMさんの様子を注意して観察するようにしていました。

Aナース：Mさんからは年齢よりも幼い印象を受けるので、**話すことがあまり得意ではないのかな**と思うことがあります。あまり会話が成り立たないのはそのためで、それなら今のままでいいのかなと思ったりします。

主任ナース：私としては、母親にも似た印象を受けることがあります。あまり多くを話さず、じっとがまんしているようなところがありますから。

筆　　者：これまでのみなさんのかかわりは、Mさんに合わせた方法だったようですね。会話が少なくても、不安になりやすい状況のときにそばにいることは大切だと思いますから、しばらくは、**これまでのかかわり方を続けて**みたらいかがですか。

主任ナース：母親に対してはどうしたらよいでしょうか。私としては、リエゾンナースに直接かかわってもらったらどうかと思っているのですが……。

筆　　者：そうですね。みなさんの話から、母親はMさんを支えようとしてきた結果、疲れがでているように感じます。実際、不眠症状もあるようですから。その一方で、医療スタッフに対する遠慮があり、自分たちで何とかしなければという気持ちが強いようにも感じました。

## 3. 母親との面接：
### 語られた娘への思いと母親としての気持ち

カンファレンスから数日後、主任ナースから母親の了解が得られたとの連絡を受け、母親との面接を実施することになりました。

冒頭、入院からこの日まで、Mさんにずっと付き添ってこられたことをねぎらい、睡眠がとれているかどうかを尋ねました。これに母親は、こう答えました。

「このところ、夜中に目が覚めたときに息が吸えないような感覚に襲われ、そのまま眠れないこ

とがありました。疲れを感じることもあり、内科を受診して、睡眠薬を出してもらいました。それを飲むようになってからは、以前よりも眠れているような気がします」

　母親は、実家から離れてマンション住まいをしており、筆者としては、他の家族メンバーの母親に対するサポートが気になりました。その点について尋ねると、「携帯電話で家族や親戚と連絡を取り合っている」とのことでした。

　しばし母親自身の体調について聞いた後に、Mさんの今後の治療について、以下のようなやりとりを交わしました。

母　親：手術については、もちろん不安はありますが、希望をもっていたいです。
筆　者：主治医からは、手術についてどのような説明を受けていますか。
母　親：がんで完全に詰まってしまっている腸の部分を通すために、人工肛門をつくると言われました。抗がん剤の治療も受けましたが、がんそのものを切除することは、今の状態では無理だとも言われました。
筆　者：Mさんから、治療についてお母さんに話をすることはありますか。
母　親：あの子は、何も言いません。たぶんその話をするのは、**あの子にとってすごく怖いことなのだと思います**。私といっしょに先生からの説明を聞いたのですが、あの子はあまり聞いていないというか、聞かないようにしていたように思います。**自分が「がんである」ことを受け止めるのに必死**で、今どうなのか、これからどうなるのか、といったことまで考えられない……、そんな気がします。病棟の看護師さんたちにはご心配をおかけしているようですが、大丈夫です。

　これだけ言うと母親は黙ってしまったため、初回面接はこれで終了としました。

## 4. アセスメント：不安が強いものの、それを表出できないでいる

　母親の話しぶりから、Mさんも母親も、ともに不安が強い状態であり、現段階は、話をすることで気持ちが楽になれるような状態にはないと判断しました。担当ナースには、母親は不安が強い状態にあるものの、それを表出できないでいるものと考えられることを伝えました。

　不安を表出していない理由としては、
①不安の自覚はあるが、話すことを望まない
②不安の自覚はあり、話したいと思うが機会がない
③不安の自覚がない

のいずれかにあたると考えました。①の場合は、不安の表出を促すことで、かえって不安を強くさせてしまう場合があります。②の場合は、不安に思っていることを話すことにより、自分の気持ちを整理できる場合が多く、③の場合は、自覚がないだけに、何が不安であるのかの表出を促すことは困難です。

母親の今の状態は、①が理由として考えられ、表出を促すことはむしろ逆効果です。したがって、今回の面接では、不安に思っていることを詳しく聞くことは避けました。

## 5. かかわり方の提示：「様子をみること」はかかわらないことではない

　筆者の説明を受けて担当ナースは、「このまま、様子をみるということでいいのでしょうか」と質問してきました。これに筆者は、次のように答えました。
　「様子をみるということには、積極的なかかわりをしないというイメージがあるため、ナースとして何もしていないような気持ちになると思います。しかし、今の状態の2人に、不安を表出してもらおうと具体的な表現を求めるように話を聞くことは、Mさんや母親の安心感にはつながりません。積極的にかかわらないということは、何もしていないこととは違います。ただ、今の状態のまま様子をみるのは、ナースが不安になるということを、先日のカンファレンスでみなさんの発言を聞いているのでわかります。しかし、とにかくこの1週間は、この方向でやってはいかがでしょうか。来週、もう一度カンファレンスをして、その結果を踏まえ、次にどのようにかかわるか考えていきましょう」

## 6. 1週間後の結果と評価：定期的な評価がナースに安心感を

　1週間後のカンファレンスでは、Mさん、母親ともに大きな変化はみられていませんでした。しかしチームのナースたちは、
　①「様子をみる」ことを意識的に行おうとしていること
　②定期的にかかわりを見直すこと
　この2点において、方向性を見出すことができたことにより安心感が得られた、との意見がでました。担当ナースからも、「今のところ、かかわり方で困ることはなくなっている」と報告がありました。

## 本事例のSummary

**コンサルテーションの流れ**

- 患者とのコミュニケーションのとりづらさと、母親が代弁することから生ずるナースの葛藤

　↓

【母親との面接】
- 母親自身が「不安を表出できていない」とアセスメント

　↓

【ナースへの提案】
- 「様子をみること」もかかわりであることを知ってもらう

　↓

- 定期的な見直しをすることで、ナース側の不安感がなくなる

**対応のポイント**

● 母子関係を考える

　母親と子どもの関係は、人間関係の基本である。成長発達過程における親との関係性は、子どもが成人した後にも影響を及ぼす

　本事例では、患者は30歳代ではあるが、幼い子どもと母親の関係のように見えることがあった。対象の親子関係について理解を深めるには、病前からそのような関係であったのか、病気をきっかけに幼いころの親子関係が再現されているのかを確認するとよい

● 非言語的なメッセージを理解する

　患者の気持ちや考えていることを理解しようと、患者のことばを得るために積極的に会話をもとうとする姿勢は大切である。しかし、患者自身が自分の気持ちや考えをことばで十分に表現できない場合がある。病気による気分の落ち込みや不安が強い状態で一時的にそうなっていることもあれば、もともとことばで表現することが得意でない場合もある

　本事例では、患者はことばでの表現が十分にできない状態にあることが考えられ、母親は意識的に表出するのを避けている様子がうかがわれた。いずれに対しても、そのとき表現されていることばのみならず、表情やしぐさなどからも、相手を理解しようとすることが大切である

● 「様子をみる」というかかわり

　「様子をみましょう」は、日常生活の中でも、また臨床場面でもよく使用する表現である。ただし臨床では、積極的なかかわりをしないという印象をもちやすいため、ナースは「何もしてい

ないのではないか」と気になることがある。
　しかし本事例のように、「様子をみながら見守る」というかかわりが必要な場合がある。患者や母親を、どのように観察しつつ見守るのか、何の「様子をみる」のかを明確にし、定期的にかかわり方を見直すことで、「何もしていない」のではなく、意味あるかかわりにすることができる

# NOTE-13　患者同様に不安の強い家族への対応に役立つ知識

## A　「様子をみる」というケア[1]

- 本事例のように、患者のみならず家族もまた不安の渦中にあるとき、とりわけパニックにも近いような強い不安の渦中にある場合は、患者や家族に付き添って、ともにいること自体が情緒的な支援となる
- その際、不安や苦悩の理由を説明させようとことばをかけるようなことは、患者や家族を余計にいらだたせることになり得るため、控える。患者や家族の不安な気持ちや葛藤を共有しようとする姿勢をもち、そばにいて相手の様子をじっと見守りながら時間と空間を共有すること自体が、当事者にとっては支えとなる
- その際、他の患者やスタッフの話し声などの騒音、照明、直射日光など、刺激となるようなものは極力避け、静かな環境に身を置けるように配慮する。予定していた検査や治療、来客との面会なども、不安が軽減するまで待つようにする
- 不安の軽減に、身体的安楽を与えることが役立つことがある。本人が嫌がらなければ、不自然でないかたちで背中に手を添えたり、軽くマッサージしたりするのもよい。ぬるめのお湯での足浴や入浴、軽い運動、呼吸法、リラクゼーション技法などが強い不安の緩和に役立つこともあり、不安がある程度軽減しているときに、その選択について患者・家族と話し合っておくとよい
- 抗不安薬が効果的なこともある。本人の了解のもとに、その投薬の可能性について主治医と相談しておき、本人の意思のもとにそれを使用するとよい
- 強い不安状態に陥っているときは、患者・家族との信頼関係をつくりあげることを最優先すべきだが、患者・家族の不安が軽減し、比較的落ち着いているときに、パニックにも似た強い不安を引き起こしている状況や理由について、いっしょに考え、本人にそれに気づかせるようにかかわることも重要である
- その際、患者・家族の話す内容とことばに注意を払うことも重要ではあるが、相手が今、どのような思いでそのことを語っているのかという相手の「気持ち」に焦点を合わせることは、より重要である

## B　非言語的コミュニケーションの活用

- 患者・家族とのコミュニケーション、すなわち意思や感情、思考のやりとりを行うには、ことばによる言語的方法とことば以外の方法による非言語的方法がある
- 日常的なケア場面では、その時々の患者・家族の状態やその場の状況に応じて、両方を適宜使い分けながら、あるいは上手に併用しつつ患者・家族とコミュニケーションを図る努力をしているものである
- しかし、「極度の不安や恐怖に怯えている」「絶望的な状況にある」など、精神的に問題が生じているような患者や家族にかかわる場面では、「目は口ほどにものを言う」という諺があるように、ことばによる表現以上に、まなざしや顔の表情、態度などに表れる微妙な変化、ちょっとしたしぐさなどを通して、相互に気持ちや考えを伝え合い、理解し合えることが少なくない。たとえばストレスや不安の軽減を図ることを目的に、看護場面では日常的に行われているリラクゼーション法の一つ「タッチング」は、非言語的コミュニケーションの代表的な手法である。患者・家族の手にそっと触れる、肩に手を置く、腕を軽くさするなどの非言語的アプローチを続ける中で、こころの通い合いを実感する経験をもつナースは少なくないだろう
- 日常的に、自ら発している情報のほぼ90％を非言語的コミュニケーションが占めているといわれる。患者・家族のことばによる意思表示がない、あるいは十分でない場合は、しぐさや表情など、ことば以外の情報発信源に働きかけ、患者・家族の意を汲みつつかかわっていくことが大切である

【文献】1) リンダ・M.ゴーマン, ドナ・F.サルタン, マーシャ・L.レインズ・編著（池田明子・監訳）：心理社会的援助の看護マニュアル：看護診断および看護介入の実際. 医学書院, 1999, pp70-71.

# Ⅳ章

## ナースの感情をめぐる課題

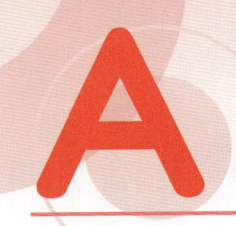

# A 「患者の死」という対象喪失体験 -1
## 患者との死別による悲嘆反応が続くナースへの対応事例

　ナースは臨床で、患者が死に近づいていくプロセスや臨終の場に立ち合う経験を繰り返します。それが予測可能な死であっても、その場にかかわるナースはさまざまな感情を体験します。とくに自分が担当してきた患者であったり、あるいは担当ではなくても、深くかかわったりした患者が亡くなった後には、悲しい気持ちが続いて、日々の看護に影響を及ぼすことがあります。
　ここでは、そんな場合の自らの感情との向き合い方について考えます。

### 事例紹介

患　者：70歳代の女性Nさん
病　名：大腸がん、肺転移

#### 患者の状態
- 2年前に発病して以来、入退院を繰り返しながら化学療法などの積極的治療を続けてきた
- 今回も化学療法を受ける予定で入院してきたが、治療効果がみられないために中止となった
- 積極的な抗がん治療は行われないことになり、緩和ケア病棟のある病院への転院が検討されたが、Nさんの意向により、同じ病棟で入院続行となった
- その後、身体状態が徐々に悪化し、入院からほぼ1カ月後に死亡退院となった

#### 担当ナースの状況
- Nさんの再入院時から、入院の都度担当し、今回もNさんのたっての希望を受けて担当となった
- Nさんの終末期、および臨終にも立ち合った
- Nさんの死後、悲しみが強く、自身の気持ちの整理がつかないでいる
- 新たに担当になった患者のケアに気持ちが向かないことが気になり、リエゾンナース（筆者）に相談することにした

## 1. コンサルテーションの導入：
### Nさんとのかかわりと自身の気持ちの振り返り

　依頼を受けた翌日、依頼者であるUナースの勤務が終了した後に、病棟の面談室で面接を行いました。

　最初に、担当してきたNさんとのかかわりの経緯を、その時々のUナース自身の正直な気持ちも含めて振り返りながら、話してもらいました。

　「Nさんが今回入院してきたときには、これが最後になるかもしれないと思いました。主治医から緩和ケア病棟へ移ってはどうかという話がでたときは、ほんとうに悪いのだと思いました。でも、その一方で、まだ何かやれることがあるのではないかと思う気持ちもあり、葛藤しました」

　—中略—

　「亡くなる1週間ほど前に、私がたまたま連休をとることになりました。そのことをNさんに伝えると、『休みを終えてでてきたときには、もう会えないかもしれないわね』と言われました。『それはないですよ。待っていてくださいね』と返しましたが、自分の状態がよくないことを、Nさんは察知しているのかなと思いました」

　—少しの間—

　「亡くなったのは、ちょうど私の勤務が終わる時間帯で、臨終に立ち会い、お見送りすることができました。そのときは、きちんとお別れすることができてよかったと思ったのですが、悲しくて、家に帰ってから泣いていました」

## 2. アセスメント：
### 自分と向き合い、気持ちの整理をしていく必要がある

　Uナースが語っているように、Nさんの死をきっかけに自分の中で起きている感情に、自身が戸惑っていることがわかりました。

　Uナースが体験している感情は、**Nさんの死に対する悲嘆反応**と考えました。約1年にわたり、入退院を繰り返すNさんを継続して担当してきた経緯を聞いていると、その死により悲嘆反応が起こりやすい関係であったことが推測できました。

　筆者は、Uナースには、今の自分と向き合い、自ら気持ちの整理をしていく必要があると考え、その手助けとなるような面接を、次回実施することにしました。

## 3. Uナースとの面接

### 悲嘆反応であることを伝える

　筆者は、初回面接でUナースが語った以下の部分に注目しました。
「亡くなってからも、実感がなく、勤務で病棟にでていても、Nさんがいた部屋に入ると、まだそこにNさんがいるような気がします。その部屋からナースコールがあると、Nさんかなと思うことがあります。そんなときは、びっくりしたり、泣きそうになったりします。毎日、何かしらNさんのことを考えている自分に、驚きと戸惑いを感じています」
「亡くなって2週間経ちますが、まだNさんのことが頭から離れないというか、こころにぽっかり穴が開いたような気持ちになっています。これまでにも何度か、担当していた患者さんが亡くなる経験をしてきました。そのたびに、今回と同じように悲しい気持ちになりました。でも、こんなにいつまでも残るのは初めてのことで、自分でもこの気持ちをどうしたらよいのかわからず、困っています」
「しばらく他のことは何も考えないでいられたらと思います。でも現実は、新たに担当になった患者さんがいます。その方のケア計画を考えたり、実際にケアもしたりしなければならないのですが、正直、目の前にいる患者さんに気持ちが入りません」
　2回目の面接でUナースには、これまでに聞かせてもらった話から判断して、
　①今体験している感情は悲嘆反応であること
　②通常それは、自分にとって大切な人が亡くなった後に起きる反応であること
　③振り返って気持ちの整理をしていくことが、悲嘆反応からの回復には必要なこと
の3点を伝えました。
　そのうえで、Uナースが自分の感情と向き合い、気持ちを整理していく方法として、以下の項目に沿って、Nさんとの関係を、いっしょに振り返ってみようと話しました。
　①Nさんが、Uナースにとってどのような存在であったのか
　②Nさんにどのような気持ちで接していたのか
　③今までの、大切な人との死別体験
　④振り返って話をしたことで、どのように感じたり、思ったりしたか

### ほっとして安心できる人

　最初の項目である「UナースにとってのNさんの存在」については、こう語ってくれました。
「Nさんはおとなしくて、ナースコールもあまりしてこないし、自分からはいろいろ話さない人でした。だから、再入院のときに引き続き担当になって、うれしく思う気持ちがありました」
「自己主張する患者さんが結構多いから、Nさんのところに行くとほっとするというか、私が安心できる感じがありました。だから自然と、自分からいろいろ考えてケアしたいという気持ちにな

る人でした」

### 心を惹かれてほんとうに好きだった

次の、「どのような気持ちで接していたか」については、こう語っています。

「最初に担当になったときは、それほどでもなかったのですが、だんだん愛着をもつというか、心を惹かれていって、ほんとうに好きでした」

「だから今回の入院では、『これが最後なのかなあ』と思うことが何度もあり、その都度、悲しくなったりしました。最後のお別れをするということが、いつになく、なぜか気になっていました。ただ、Nさんが亡くなるときや、亡くなった後に、自分がどんな気持ちになるのかということまでは考えていませんでした」

### 5年前に大好きだった祖母と死別

今までの、大切な人との死別体験としては、「大好きだった」という自分の祖母との別れを話してくれました。

「5年前、私がナースになる直前に、祖母が亡くなりました。ナースになることをほんとうに喜んで、楽しみにしてくれていましたので、ナースになった姿をみてもらえなくて、残念でした」

「祖母のことは大好きでした。だから、祖母と同年代の女性の患者さんは気になることがあります。でも、今回Nさんを担当していて、祖母のことを思い出すようなことはなかったです」

### 悲しみの原因、意味を考えていなかった

最後の項目、「振り返り、話をしてみて感じたり、思ったりしたこと」については、次のように語っています。

「（Nさんが亡くなってからの）この2週間、自分の悲しい気持ちをもてあましていて、その悲しみがどこからくるものなのか、自分にとってどういう意味をもつのか、ということまでは考えていませんでした」

「今の悲しい気持ちをすぐに忘れられるとは思いませんが、もう一度自分の気持ちを振り返りながら、整理してみたいと思います」

## 4. 結果と評価：Nさんへの気持ちと今の感情の関連性に気づく

### 「患者との死別体験を振り返る」意味

Uナースは、これまでのキャリアの中で、担当する患者の死を何度か体験してきました。しかし、長期的にかかわり、その最期に立ち合ったのは、「今回が初めてだ」と話していました。そして、

Nさんが亡くなった後の自分のこころの動揺、感情反応に戸惑っていました。

Uナースが、自分の気持ちの整理がつかない状況にあっても、現実には、新たに担当する患者がいて、日常業務は続いています。その現実にきちんと向き合っていくためにも、Nさんとの死別体験を振り返ることは大切だと考えました。

この時点でUナースにまず必要なことは、Nさんとのかかわりの経緯を振り返る中で、**Nさんの死によって引き起こされているさまざまな自分の感情をありのままに実感すること**でした。その実感を通して、存命中のNさんに対する自分の気持ちと、今の気持ちとの関連性に気づいていくことが必要です。

そのために、「自分にとってNさんがどのような存在であったのか」「日々、どのような気持ちで接していたのか」という視点から、Nさんへのかかわりを振り返ってみることを提案し、その手助けをしたわけです。

### ■「同じような過去の体験を振り返る」意味

次にUナースに勧めたのは、自分自身がこれまでに体験してきた、死別にまつわるエピソードを振り返ることでした。

大きく感情が揺さぶられるような、いつもと違う感情に気づいたときは、過去に同じような体験がなかったかどうかを振り返ります。**過去の死別体験で生じた感情を無意識のうちに患者に向けていることも考えられる**からです。

最後に、振り返って話をしてみた感想を聞いたのは、話をしたことが気持ちを整理するきっかけになりそうかどうか、あるいは気持ちが落ち着いたかどうかを確認するためです。

振り返りの作業をする中で、ときには思いがけない自分の感情に気づくことで、動揺したり、不安な気持ちが強くなったりすることがあります。

このような場合は、動揺や不安になっている気持ちを立てなおしていくために、改めて患者との関係や、自分自身の感情と向き合っていく作業が必要になります。

## 本事例のSummary

**コンサルテーションの流れ**

【ナース本人より相談を受ける】
・担当患者の死以降、気持ちの整理がつかない

↓

【本人との面接】
・悲嘆反応であることを伝え、かかわりの経緯と気持ちの整理を勧める

↓

・患者との死別体験と、過去の同様な死別体験をいっしょに振り返る

↓

・過去の死別体験との関連性に気づく

**対応のポイント**

● 患者との関係を振り返る

　自分が担当する患者や、担当ではなくても気になっていた患者の最期の日々にかかわるとき、ナースはその立場上、自分の感情をできるだけ抑え、冷静に対応しようと努めている。しかし、それでも、亡くなる直前や亡くなった後、悲しい気持ちが強くなるときがある。あるいはその患者のことが頭から離れず、ずっと考えてしまうこともある

　このような、通常とは違う感情反応が自分の中で起きているときは、無理にその感情を静めようとするのではなく、「患者との間に何が起こっていたのだろうか」と、患者との関係を振り返り、その感情の背景にあるものを探ってみることが大切である

● それまでの死別体験を振り返る

　患者の死は、その患者との関係のありようにかかわらず、こころを揺さぶられる出来事である。そのときに自分に起きている感情と向き合うためには、これまでかかわってきた患者の死や、自分自身が体験してきた家族や友人、知人などとの死別体験を振り返ってみることを勧めたい

　そこに何らかの共通する体験がある場合は、現在と過去に体験している感情の両方が入り混じっていることが考えられる

　このように、死別という体験が引き起こす感情は複雑だが、振り返ってみることで、自分自身の理解が深まり、それが患者を理解することにつながっていくのではないかと考える

# NOTE-14 ナース自身の悲嘆からの回復に役立つ知識

## A 「喪の仕事」とは

- 配偶者や親、わが子、友人など、愛する人や頼っていた人を死別や生き別れなどにより失い（対象喪失）、絶望や悲嘆にくれたとき、人はどのような心理的プロセスを経て健康的なこころを取り戻していくのか——。この難題に最初に取り組んだのは、精神分析の祖として知られるフロイト（ジークムント・フロイト；Sigmund Freud）である
- 当時40歳であったフロイトは、82歳の父親ヤーコブの死を、生涯に経験する最も悲しい喪失としてとらえ、この喪失体験における自らのこころの営みを分析する研究に着手し、60歳で「喪の仕事」（モーニングワーク，mourning work）という概念を確立した
- この概念を読み解いた著書の中で小此木は、
「愛着のある対象を失ってしまったという事実を、知的に認識することと、失った対象をこころから諦め、情緒的にも断念できるようになることとは、決して同じではない」[1]
「ただ一人、自分のこころのなかだけでその思い出にふけり、こころを整理しようとすればするほど、その思慕の情はつのり、絶望と孤独、寂しさでいっぱいになる。そしてこの苦痛から救われる一つの道は、死者への思いを誰かよい聞き手に語ることである」[2]
として、喪の仕事の大切さを説いている

【文献】 1）小此木啓吾：対象喪失；悲しむということ（中公新書）．中央公論新社，1979，p49.
2）前掲1，p101.

# B 「患者の死」という対象喪失体験 -2
## 患者の自殺に衝撃を受けたナースへの対応事例

　医療現場にあっては、さまざまなかたちで「患者の死」に遭遇します。その死は、一般病棟で仕事をしているナースの場合、病状の悪化という段階を経て迎える死であることが多いのですが、なかには自殺というかたちでの、突然の死があります。

　患者の死をめぐっては、患者の死によって家族に悲嘆反応が起きるように（「Ⅲ章Ａ」参照）、ナース自身もさまざまな感情を体験します。予期しない患者の自殺においても同じことがいえます。

　ここでは、退院間もない患者の自殺に動揺するナースたちに対するサポート事例を通して、その感情の受け止め方について考えます。

### 事例紹介

患　者：60歳代の男性Oさん
病　名：再発肺がん

#### 患者の状態

- 3年前に肺がんを発症して切除手術を受ける
- この術後に抗がん剤による化学療法を併用し、一時期状態は落ち着いていたが、再発した
- 再発肺がんの増悪に対し、入院して化学療法を続けてきたが、抗がん剤を変更しても、期待する効果が得られなくなってきた
- 主治医から、芳しい効果が得られなくなっていることを理由に、化学療法は今回を最後とする、積極的な治療をこのまま続けるよりも緩和ケアを中心とした治療に切り替えていく時期である、との説明受ける
- 転院も含めた今後の治療方針などをめぐり、Oさん・家族・担当医・担当ナースによる話し合いがもたれた結果、本人の希望で自宅への退院となる
- 退院から1週間後の外来受診日に、家族から主治医に、Oさんが自殺したとの連絡が入った
- その日のうちに、主治医から病棟の主任ナースに、訃報が伝えられた

## 1. コンサルテーションの導入：病棟スタッフの感情反応を懸念

「〇さんが自殺により死亡」の連絡を受け、病棟のナースたちは全員が大変なショックを受けました。とくに〇さんの担当だったVナースは相当落ち込んでおり、スタッフの精神状態を心配した病棟師長からリエゾンナースの筆者に、スタッフのメンタルサポートに力を貸してほしいと依頼が入りました。

すぐに病棟に出向くと、病棟師長は、これまでの経過を話してくれました。

「〇さんは、再発、増悪した肺がんの治療で当病棟に入院していました。抗がん剤による化学療法を受けていましたが効き目は思わしくなく、担当医は、積極的治療から緩和ケアを中心とした治療に切り替える時期にあると判断しました。この切り替えの提案など、今後の治療方針について、患者・家族と医療者間で話し合いがもたれました。この場には、〇さんの担当であるVナースも参加していました」

話し合いが行われたその週末、自ら希望して退院していった〇さんでしたが、退院後の最初の外来受診日に、自殺したという連絡が病棟に入った、ということでした。

病棟師長は、「私も、スタッフ同様、かなりショックを受けている」と話していました。

## 2. アセスメント：メンタルサポートとしてのミーティングが必要

〇さんの自殺は、退院後の出来事であり、自殺した現場にナースが居合わせたわけではありません。しかし、直前までかかわっていた〇さんの自殺死という知らせを受け、担当してきたVナースをはじめとする病棟スタッフが受けた精神的ショックは、かなり大きいことが推測されます。

筆者はこれまでに、入院中の患者が院内で自殺した後に、その病棟スタッフのメンタルサポートとして、ミーティングを開いた経験があります。自分たちがかかわっている、あるいはかかわってきた患者に自殺されてしまうということは、ナースにとって感情を揺さぶられる、ストレスフルな出来事です。その状態から回復していくためには、ナースたちがこの出来事をどのように受け止め、感じているのか、お互いに共有する機会が必要ではないかと考えてのことでした。

今回も、精神的にダメージを受けていると思われる病棟スタッフの気持ちを考えると、メンタルサポートを意図したミーティングを行うことが有効ではないかと考えました。

## 3. コンサルテーションの実際：感情の共有を目指すミーティングの開催を提案

病棟師長には、今回の出来事を受けて精神的にショックを受けているであろうナースたちをサポートするには、ナース間でそのことをオープンに話し合う場としてミーティングを開く方法があることを伝えました。そのうえで、メンタルサポートとしてのミーティングを行う留意点として、

以下の3点を伝えました。
① ミーティングの目的は、ナースの気持ちや感情を共有することであり、結論や結果をだすことは求めない
② ミーティングへの参加、不参加については、ナース個々の意思を尊重する。ミーティングに参加すること自体、負担が大きいナース（本事例の場合は担当ナース）もいる
③ ミーティングに参加することそのものに意味があるのであって、「何か話をしなければならない」という気持ちで臨む必要はない

病棟師長は、筆者からのこの提案を受け入れ、すぐさま日程の調整に取りかかりました。その結果、病棟ミーティングを、Oさんの死から2週間後に開催することとなりました。

## 4. ミーティングの実際：今の気持ちを自由に語り合う

ミーティング当日、病棟のカンファレンスルームには、勤務中の夜勤ナースを除く病棟ナース全員が集まりました。参加は負担が大き過ぎるのではないかと懸念されたOさんの担当ナースであったVさんも、自ら希望して参加しました。

参加者が揃ったところで、筆者が準備した手順（p129参照）に沿い、ミーティングを実施するうえでの大切な点として、以下を伝えました。
① 自殺によるOさんの死は、かかわってきたナースにとって感情を揺さぶられるショックな出来事であり、精神的なサポートが必要と考えている
② 今日の話し合いは、何か結果を導きだすためのものではない。今の自分の気持ちを自由に話し合う時間にしたい
③ これから話し合うことは、この場限りとする。ミーティング終了後に、引き続きこのテーマで話し合うようなことはしない
④ 参加者全員が自分の気持ちを話す必要はない。話すのがつらいと思えば、無理に話さなくてよい。他のナースの話を聞いているだけでもよい
⑤ 話し合いの終了時には、日常の気持ちに戻るような会話をすることを心がける

### 担当だったVナースの心情を思いやる

筆者が話し終えると、しばらくの沈黙の後、主任ナースが話し始めました。

「Oさんが亡くなったという連絡は、私が受けました。ほんとうにびっくりして、すぐには信じられませんでした。退院前、主治医から今後の治療方針について話があった後に、Oさんと、少し話をしました。そのときは、『治療はもう無理なのかなあ……』と言ってはいました。そう話す表情や話し方はいつもと変わりないように見えたのに、なぜ……」

その電話連絡があった場にたまたま居合わせたという1年目のナースは、涙ぐみながら、こう話しています。

「電話を受けた主任さんの驚き方にびっくりして、その後、自殺して亡くなったという話を聞いてから、『えっ』と思って何も考えられなくなりました。今でもOさんがいた病室に入るとつらい気持ちになります」

Oさんの担当だったVナースと同期のナースは、次のように話しました。

「病棟にその連絡が入ったときは勤務ではなく、夜勤にでてきて知らされました。亡くなったことに驚きましたが、とっさに『Vさん大丈夫かな』と思いました。翌日Vさんに会ったらこの話をしたほうがいいのか、私以上にショックを受けているだろうから、Vさんから話があるのを待ったほうがいいのか、迷いました」

そう言い終えると、少しの沈黙の後、Vナースのほうを見ながら、こう続けました。

「Vさんと少し話をしてみて、相当ショックを受けていると感じ、食事に誘いました。担当してきた患者さんが自殺するなんて、自分には経験がなかったから、Vさんに対して、どうしてあげたらいいのかなって考えました」

もう1人の、やはりVナースと同期のナースも同様に、「Vさんのことが気になっていたけれど、気になっていることを直接伝えることができないままでした。今日この場で話すことができてよかった」と話しました。

この他にも数人のナースから発言がありました。その多くは、Oさんの死を悔やむ気持ちや、気持ちをわかってあげることができなかったという思い、そしてショックを受けた気持ちでした。

### ◼ Oさんとの思い出

参加者たちの発言が一区切りついたところで、筆者は、こう尋ねました。

「Oさんとのかかわりで印象に残っていることや、かかわることができてよかったと思うことがあれば聞かせてください」

これには、2人のナースの答えがありました。

Aナース：化学療法の副作用で吐き気が強かったとき、背中をさするなど、けっこう時間をかけてかかわりました。その治療が終わったときに、Oさんから、「つらいときにそばにいてくれてありがとう」って言われました。私はナースになって2年目で、こういうかかわりは、他の患者さんでもやってきていますが、そんなふうに、後になって改めてお礼を言われたのは初めてだったので、すごくうれしかったです。

Bナース：口数の少ない方だったので、最初は、ちょっと話しかけにくいと思っていました。実際、あまり会話が続かなくて、いつも必要なことだけ話す感じでした。でも、いつだったか、飼っている犬の話になり、すごく楽しそうにその犬の話をしてくれてからは、話しにくい感じがなくなりました。

### ◼ 同僚の心配がうれしくて泣けた

1時間が過ぎ、そろそろ終わりにしようと伝えた時点で、ずっとみんなの話を聞くだけだったV

B 「患者の死」という対象喪失体験 -2

ナースが、「話したい」と申しでました。「話をしても大丈夫か」と改めて確認しましたが、「話したい」と答えたので、そのまま続けてもらいました。

Vナース：今回の出来事はほんとうにショックで、今も悲しいし、どうしてもっといろいろいっしょに考えたりすることができなかったのかな、と思っています。治療の効果があまりないことを主治医から伝えられた面談には、私も同席していました。だから、あの後、もう少し時間をとって話ができていたら……。ご家族のことや退院後の生活のことなど、私がもっと考えることができて、患者さんともっと話すことができていたら、自殺を思いとどまってくれたのではないかと、思ってしまいます……。

話し終えたVナースに、主任ナースが、こう尋ねました。

「このミーティングで、同期のナースたちが、あなたのことをこんなに心配して、気にかけていたことを初めて知りました。あなたはどう思いましたか」

これにVナースは、「話を聞いていて、そんなに心配してくれていたのだと、すごくうれしくて、泣けてきました」と返事をしました。

### 人生を引き受けるほどの気持ちになり得る

ミーティングを終えるにあたって、筆者は参加者にこう伝えました。

「今日はたくさんのナースに集まっていただけて、よかったです。みなさんが同じように、驚いたりショックを受けたりしたことがよくわかりました。また、担当してきたVさんも、つらい気持ちになると思い、無理して出席しなくてもいい旨を病棟師長さんから伝えていましたが、出席して、気持ちを話してくれてうれしく思いました。

ナースは、入院期間という限られた時間の中で、患者さんとかかわりますが、担当ナースとして、患者さんのこれまでの生き方を知り、今後のことをともに考えていくことで、患者さんの人生まで引き受けるほどの気持ちをもつようになるのだと思いました。私たちは、『患者さんの人生まで引き受けなさい』という教育は受けませんが、かかわっていくうちに、そのような気持ちになる場合があることを、こころにとめておいていただきたいなと思いました。

この後は、『今晩の夕食、何にする？』など日常的な話をして、現実に気持ちを戻してください」

## 5. 結果と評価：ミーティングの効果を確認する

後日、病棟を訪問して病棟師長に、このミーティングへの反応を聞きました。

ナースたちは、「自分のつらい気持ちを話したり、仲間の気持ちを聞いたりすることができてよかった」と、話していたということでした。とくに、「同期のナースたちが、Vナースのことを思いやることばがとくに印象的だった」という声が多かったと、伝えてくれました。

ミーティングが、ナースにとってつらい体験を「話してよかった」と思える機会になったことは、ナースのサポートとして効果があったと考えます。

Ⅳ章／ナースの感情をめぐる課題

## 本事例のSummary

### コンサルテーションの流れ

- 退院患者自殺の報告に病棟ナースがショックを受ける
- 病棟師長よりメンタルサポートの依頼

↓

【対応策を提案】
- ナースをサポートする目的のミーティングの実施

↓

【ミーティングでの話し合い】
- 各自の動揺した気持ちの表出と、担当だったナースの心情を思いやる発言が続く

↓

- ナースたちの反応から、ミーティングの効果を確認

### 対応のポイント

● ナースにも起こる悲嘆反応

　かかわりの対象である患者の死は、本事例のように予測し得なかった場合も、ある程度予測可能な場合もあるが、いずれにしても、その死、つまりかかわりの対象を失うことにより、ナースは落胆や絶望、自責など、さまざまな感情を体験する

　この情緒体験は、肉親や慣れ親しんできた友人・知人を亡くしたときなどに、おそらく誰もが、自然の流れとして体験する非嘆反応に共通するものがある

● グリーフワークのためのミーティング

　悲嘆反応の中には、そっと見守ってさえいれば、時が経つにつれて回復してくるものもある。しかし、なかには、何かしら手を打たないとその反応からの回復が遅れることもある

　ナースの悲嘆反応も例外ではなく、仕事や生活に支障をきたさないためには、つらい気持ちを自分1人で抱え込まずに、互いの体験を共有すること、その共有を目的とした話し合いの場をもつことが大切となる

　ただし、大勢の前で自分の気持ちを話して感情をさらけだすことそのものにストレスを感じる人もいれば、話すことでかえってつらさが増す場合もある。したがってグリーフワークとしての話し合いは、

　①参加するメンバーそれぞれの体験がある程度共通していること
　②話す内容や時間などを設定したうえで開くこと

が必要となる

# NOTE-15 ナース自身の悲嘆からの回復に役立つ知識

## A　ナースをサポートするためのミーティング

- 本事例のようなミーティングは、ナース個々が、自分の感情について語ることが大切になる。自らの感情に焦点をあてて話し合う場は、日常の中ではそれほど多くない。メンタルサポートを目的とするミーティングの場合、参加者に意図や目的を理解してもらう必要がある
- 今回は、筆者が準備した手順を用いてミーティングを進行した。まず、ミーティングの意図と方法について、参加者に説明する
- ミーティングの意図と方法
  ①この会は、お互いの感情を共有するためにある
  ②最終的な結論や結果をだす必要はない
  ③この場での感情は、できるだけこの場限りにして、後に残さない
  ④自分の気持ちの中でことばに表現できることだけを話し、話したくないことは無理に話す必要はない
  ⑤最後は、今の現実に戻ってから解散する
- ミーティングの進め方
  　話し合う内容は基本的には自由であるが、「つらい気持ち」ばかりを話すのではなく、患者との思い出についても話すことができるように、以下の項目を伝える。ただし、これらは、自分にあるさまざまな感情に気づくヒントであって、すべての項目について話す必要はない
  ①「思い出してみましょう」
  　（つらい気持ちだけではなく、患者とのよい思い出も想起する）
  　・今の自分の気持ち
  　・話を聞いたときの気持ち
  　・その患者との入院中のかかわりで印象に残っていること
  　・その患者に、自分がかかわることができてよかったと思えること
  ②残っている気持ちは？
  　（自分の中に後悔する気持ちがあるとすれば）
  　・こんなことを言えばよかった
  　・こんなふうにしてあげられればよかった
  ③今伝えられるとしたら？
  　（もしも、今、患者と話ができるとしたら）
  　・何を伝えたいか
  　・どんなことばをかけられるか

# 感情的にうまくかかわれない患者-1
## 疾患に対する先入観が対応を難しくさせた事例

　日々のケアにおいて、ナースは、「この患者さんにはどうしてもうまくかかわることができない」と感じることがあります。なぜ、そのような気持ちになってしまうのか、考えることはあるでしょうか。「難しい患者」としてとらえて、理解しようとすることが困難になる場合もあります。

　「難しい」「わからない」と感じてしまうことの一つに、過去にかかわったことのある患者の疾患のイメージが、同じ疾患ということで結びつくことがあります。

　ここでは、ナース側の摂食障害患者へのマイナスイメージが対応困難を招いた事例を通して、ナースの感情がケアに及ぼす影響について考えます。

### 事例紹介

患　者：20歳代の女性Pさん
病　名：摂食障害

#### 患者の状態
- 高校生のころから体重減少が目立つようになった
- 精神科の通院歴はあるが、現在、精神科治療は中断している
- 今回は、摂食障害による脱水と低栄養、貧血のため全身状態の改善を図る目的で内科病棟に緊急入院した（入院時、身長150cm、体重25kg）
- 同様の症状により同じ病棟への入院歴がある
- 食事は開始になっているが、食事のたびに摂取量を聞かれることや、残量をチェックされることを嫌っている
- 内科的治療が終了した時点で、精神科病棟に転棟の予定

#### ナースが対応に困っていること
- 担当ナースは経験3年目。摂食障害患者を受け持つのは初めてで、Pさんにどうかかわればよいのか困っている
- 担当チームのナースたちも、摂食障害患者であることに戸惑いがある

## 1. コンサルテーションの導入

　担当ナースからコンサルテーションの依頼を受けた筆者（リエゾンナース）は、まず彼女に会って話を聞くことから始めました。以下が、そこで語られた概要です。

### 担当ナースの戸惑いと感情

- Ｐさんは、「ちゃんと食べる」「早く退院したい」と言いながら、実際の食事摂取量よりも多く報告する傾向がある
- 「頑張っている」と話す様子が、「ちゃんとしている」というアピールのように思えて素直に受け止めることができない
- 摂食障害の患者を担当した経験があるチームナースの話を聞いていると、Ｐさんのことを「信じられない」と思っている自分に気づいて落ち込んでしまう
- これまで患者が話す内容に疑いをもつことはなかったが、Ｐさんのことは疑ってみてしまい、そのことで自分が落ち込むと同時にイライラもする
- 入院している意味があるのかどうか、とも考えてしまう
- 自分がこのような感情を抱いていることを、Ｐさんに気づかれてしまうのではないかと不安になることがある
- 同じチームのナースに話を聞いてみると、「最初からＰさんのことはあまり信じていない」と話す人もいる

### ナースの感情に焦点をあてる

　話を聞いていて、担当ナースの感情反応が強いように思いました。その確認のため、担当ナースの感情に焦点をあて、「Ｐさんと話をしているときや、今、こうしてＰさんの話をしていて、どのような気持ちになりますか」と質問をしてみました。
　これに担当ナースは、次のように答えています。
　「そうですね、**ちょっとイライラしてきます**。Ｐさんが前回入院したときは担当ではなかったのですが、そのときも、Ｐさんとの会話では食事や体重のことを話題にしてはいけないのだろうな、と思っていました。実際、食事量があまり増えないままで、体重が増えたわけでもないのに退院になったので、何のために入院していたのだろうと、疑問を感じてもいました」
　「これまで、食べたくても食べられない患者さんを数多くみてきているので、**食べられるのに食べない人が理解できない**、というのが正直なところです」

## 2. コンサルテーションの実際：語られたPさんへの感情

　コンサルテーションの依頼では、Pさんへのかかわりには、担当ナースのみならず担当チームのナースたちにも戸惑いがある、との話でした。
　そこで、チームメンバーによるショートカンファレンスをもち、Pさんへの対応をテーマに検討することとしました。

### ■ Pさんにかかわることへの思い

カンファレンスでは、それぞれの思いが語られました。

Aナース：これまで入院してきた摂食障害の患者さんの中には、点滴治療が終了すると、体重の増減に関係なくすぐに退院したり、内科的治療の途中で退院したりする人が何人もいました。そのような人に限って、退院した後、すぐに体調が悪くなって再入院してくるので、「ほんとうに治す気があるのだろうか」と疑問を感じることが何度かありました。Pさんに対しても、「口では治療を受けると言っているが、本気でそう思っているのだろうか」と、疑う気持ちがあります。

Bナース：Pさんは、「頑張ります」とか「ちゃんと食べます」と言っているのですが、自己申告する食事摂取量と残量チェックで確認する食事が減っている量とが違っていたりします。体重も、なかなか増えない状態が続いています。Pさんが気にしているのがわかるので、摂取量を聞きにくいし、体重も話題にできないので、当たり障りのない会話で終わってしまいます。

Cナース：入院して一時的に体重を増やしても、退院して外来通院に切り替わったら、すぐに元に戻ってしまうのかと思うと、患者の頑張りをほめることが、なんだかむなしくなります。

### ■ ほんとうのところはどうなのか

　担当ナースは、チームメンバーが語るそれぞれの思いを、終始黙って聞いていましたが、最後に次のように発言しました。
　「私自身も、Pさんにどのように声をかけたらよいか迷うときがあります。問いかけへの答え方が表面的に思え、ほんとうにそう思って言っているのかと、疑いをもってしまうことがあります。それと、Pさんは体重にこだわっているために、こちらから食事摂取量や体重を聞いたりすると、それが刺激になって、体重へのこだわりをより強くさせてしまうのではないかと、不安に感じます。Pさんが明るく話をしているときでも、ほんとうのところはどうなのか、などと疑い始めると、きりがなくて……」

## 3. アセスメント：摂食障害患者に対するマイナスイメージがある

　ショートカンファレンスでの発言を聞いていると、ナースたちには、食事摂取量や体重に関して、「こちらからPさんにその話題を投げかけてよいものかどうか」「それを聞くことでPさんのこだわりをより強くさせてしまうのではないか」というためらいがあるようでした。

　同時に、これまでの摂食障害患者に対するケア体験から、「治療を受ける気持ちがほんとうにあるのかどうかわからない」「入院中に懸命に働きかけても、退院してすぐ元の状態に戻ってしまうのなら、あまりアプローチの意味がない」など、摂食障害患者に対するマイナスイメージをもっており、そのイメージでPさんをみていることがわかってきました。

## 4. 具体策の提案

　カンファレンスにおけるナースたちの発言から、Pさんは、**自分が今、入院して治療を受けていること自体、十分に受け止められずにいる時期**にあると考えられます。

　この点を踏まえた具体的なかかわり方として、以下の3点を提案しました。

### 1）ナースが感じた気持ちを振り返る

　言い方が明る過ぎたり、何かしら不自然な印象を受けたりすることがあっても、「どうしてそのような言い方をするのか」「頑張っている自分を見せようとするのはなぜだろうか」などと、Pさんの表現に疑問をもつのではなく、「不自然に見えるのはなぜか」と、ナース自身が受けた印象の意味を、振り返って考えてみる。

### 2）必要なことは確認する

　食事摂取に関する質問や体重測定などは、「治療上必要なことだから」と割り切り、事実だけを尋ねて答えを得る。

### 3）ナースの気持ちを率直に伝える

　Pさんが「大丈夫」だとか、「頑張っている」と答えるのを聞いて、なんとなく不自然な印象をもったときは、「私には無理しているようにも見えるけれど、Pさんはそんなふうには感じていませんか」とか、「頑張り過ぎているように見えるけれど、自分ではどう思いますか」などと聞いてみる。

　最後に挙げた提案は、患者自身の認識とナースの認識にズレがあることを、あえてことばで表現して伝えるという方法です。Pさん自身が自分の今の状況をどのくらい認識できているのかは、現時点ではわかりません。しかし、「頑張っている」と話すPさんを励ましてもよいものかどうか迷ったときは、率直にナース自身の気持ちを伝えることもできます。

Ⅳ章／ナースの感情をめぐる課題

## 5. 結果と評価：
## ナースが自分の感情に気づくことができるようになる

　本事例は、担当ナースから、コミュニケーションの困難さなどを理由に、「対応に困っている」としてコンサルテーションの依頼を受けたものです。このような場合、筆者は、かかわり方に困難さを感じて相談してきたナースの真意を考えながら、コンサルテーションを進めるようにしています。

　本事例では、担当ナースの話を聞く中で、Ｐさんにみられるという焦りやイライラを担当ナースから感じとることがありました。Ｐさんはまだ表出していないという不安を、担当ナースが先取りしているのではないかと感じることもありました。

　このような患者とナースの間で起こる相互作用に関する話も含め、ショートカンファレンスの後に、担当ナースと話し合う時間をもちました。

　カンファレンスで話し合われた内容も交えながらＰさんとのかかわりをいっしょに振り返っていく中で、担当ナースは、今回のコンサルテーションにより、「Ｐさんには、少し距離をおいて冷静にかかわることができるようになりました。今は、それでいいのかなと思っています」と話してくれました。

　リエゾンナースへの相談は、そのほとんどが、患者や家族への「対応で困っている」という表現でもち込まれます。しかし、実際に面談して詳しい話を聞いていくと、本事例のように、かかわりの難しさの原因が、患者や家族の側だけではなくナース側にもある例が少なくありません。

　ほんとうに困っているのは誰なのか、何に困っているのかを考えていくことの大切さを、改めて感じました。

# 本事例のSummary

## コンサルテーションの流れ

- 摂食障害患者へのかかわりに戸惑う

  ↓

- 【チームカンファレンスの実施】
  - 担当ナースとの面談でナースの感情反応に着目
  - 摂食障害患者へのマイナスイメージが影響していると判断

  ↓

- 【かかわり方の提案】
  - ナース自身の気持ちを振り返る
  - ナースが感じたことを患者に伝える

  ↓

- ナースが自分の感情に気づき、患者とのかかわり方に生かすことができるようになる

## 対応のポイント

● **患者を理解していくプロセスを大切にする**

　摂食障害患者は、精神科治療に加えて身体的治療が必要となり、内科病棟に入院してくる場合がある。また、本事例のPさんのように、精神科治療を受けていない摂食障害患者もいる

　摂食障害は精神疾患の一つだが、その診断名よりも、今入院している患者が、入院の目的や治療についてどのように理解しているのか、また、理解できていないことは何かを、ナースが理解していくプロセスが大切である

● **ナースが体験する感情を理解する**

　ナースは患者とのかかわりの中で、さまざまな感情を体験する。ときにそれは、患者にみられるのと同じ焦る気持ちであったり、イライラしたりすることでもある。患者の意識下にある、あるいは表出されている不安そのままが、自分の不安になったりすることもあることを理解する

● **ナース自身の感情を振り返る**

　患者とかかわる中で生じてくるナース自身の感情を振り返り、気づくことが患者理解に結びつく

　ナース自身の感情として理解している内容が、本来は、患者の感情を反映している場合がある。ナースが体験している感情が自分自身のものなのか、患者が体験している感情を、自分のもののようにとらえているのか、振り返る作業をナースに勧めることがある。この作業は、患者理解をより深め、同時に自分自身を理解していくことにつながる

# NOTE-16 ナース自身の感情に気づくための知識

## A　ナースの感情が患者の感情やケアに及ぼす影響[1]

- ケア場面では、視覚化が可能な情報はもちろんだが、視覚化することができない患者の感情やナースの感情も、両者間を絶え間なく行き交い、作用し合っているものである
- したがってナースは、自身がケア場面で、意識的あるいは無意識的に体験している感情が、患者の感情を動かし、患者の言動やケア効果に影響を及ぼす可能性について、つねに認知している必要がある
- この影響を認知したうえで、コミュニケーション技術を駆使し、提供する情報の適正化を図る努力を続けていれば、患者との間にプラスの相互作用を生むことができ、結果としてケアの質を高めることができる
- 逆にその認知を怠ると、患者−ナース間の相互作用はマイナスの方向に働き、「かかわるのが困難」といわれる状況を生みだしかねない
- かかわり方に戸惑ったり、困難さを感じたりするような場面では、いったんそこで立ち止まり、患者−ナース間の相互作用の観点からかかわりを振り返り、かかわりを難しくしている真の原因を明らかにしていくことが重要である。
- その振り返りでは、とくにナース自らについて、
  - ①対応が型にはまっていないかどうか
  - ②自分の思い込みに偏っていないかどうか

を客観的にアセスメントすることが求められる

## 附−1：DSM−Ⅳ−TRにみる「摂食障害」の診断基準[2]

- アメリカ精神医学会による診断基準DSM−Ⅳ−TRでは、「摂食障害」を「神経性無食欲症（拒食症）」「神経性大食症（過食症）」「特定不能の摂食障害」に分類。このうち神経性無食欲症の診断基準としては、以下の4項目を挙げている。

---

神経性無食欲症（Anorexia Nervosa）
A．年齢と身長に対する正常体重の最低限、またはそれ以上を維持することの拒否（期待される体重の85％以下の体重が続くような体重減少，または成長期間中に期待される体重増加がなく、期待される体重の85％以下になる）
B．体重が不足している場合であっても、体重が増えること、または肥満することに対する強い恐怖
C．自分の体重または体型の感じ方の障害、自己評価に対する体重や体型の過剰な影響、または現在の低体重の重大さの否認
D．初潮後の女性の場合は、無月経、すなわち月経周期が連続して少なくとも3回欠如する（エストロゲンなどのホルモン投与後にのみ月経が起きている場合、その女性は無月経とみなされる）
診断基準に完全に一致した神経性無食欲症は、さらに以下の2タイプに分けられる
1．制限型神経性無食欲症：現在の神経性無食欲症のエピソード期間中に、規則的なむちゃ食いや自己誘発性の嘔吐、または下剤や利尿剤、あるいは浣腸の誤った使用などの排出行動を行ったことがない
2．むちゃ食い／排出型神経性無食欲症：現在の神経性無食欲症のエピソード期間中に、規則的なむちゃ食いや自己誘発性の嘔吐、または下剤や利尿剤あるいは浣腸の誤った使用などの排出行動を行ったことがある

## 附-2：摂食障害患者のアセスメントとケアのポイント[3) 4)]

- 摂食障害は、人間の基本的欲求の一つである「食」に関する行動が自己コントロールできなくなる障害である。異様に思えるほど痩せているのに体型を気にして食べなかったり、むちゃ食いをした後に自ら吐いたりする様子は、その経験のないナースには理解し難く、ネガティブなイメージをもって患者に接しがちで、誤ったアセスメントをする危険性がある
- 摂食障害という疾患の特徴を踏まえ、身体的、精神的、発達論的な視点から、総合的にアセスメントすることが重要である。とくに、食行動異常の背景に潜在している不安や、その不安な気持ちを表出する力、自己をコントロールする力に視点を置いたアセスメントは必須である
- 摂食障害患者のサポートに際しては、最低以下の3原則を遵守する

①疾患の発症メカニズムや症状の特徴について理解を深め、医師の治療方針を正しく理解しておく
②患者が身体的、精神的に発達途上にあることを踏まえ、成長に見合ったコミュニケーションや接し方を工夫して信頼関係の構築を図る
③患者の言動に振り回されることなく、その言動に対する自分の感情に向き合い、その意味をチーム内で話し合い、共有する

【文献】1）リンダ・M.ゴーマン，ドナ・F.サルタン，マーシャ・L.レインズ・編著（池田明子・監訳）：心理社会的援助の看護マニュアル：看護診断および看護介入の実際．医学書院，1999，pp35-37．
2）American Psychiatric Association・著（高橋三郎，大野裕，染矢俊幸・訳）：DSM-Ⅳ-TR精神疾患の分類と診断の手引．新訂版，医学書院，2003，pp213-215．
3）南裕子・編著：実践オレム－アンダーウッド理論；こころを癒す（アクティブ・ナーシング）．講談社，2005，pp131-140．
4）野嶋佐由美，南裕子・監：ナースによる心のケアハンドブック；現象の理解と介入方法．照林社，2000，pp62-63．

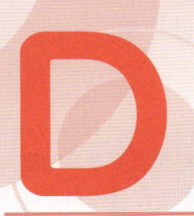

# D 感情的にうまくかかわれない患者 -2
## 患者からの好意が対応困難を招いた事例

　患者とのかかわりの中で、「患者から特別な感情を寄せられている」「他のナースに接するときと自分とでは患者の態度が違う」と感じたような経験はありませんか。患者から自分に向けられる感情を負担に感じ、かかわりを避けたくなったり、実際に避けてしまったりしたことはないでしょうか。

　そのようなとき、患者の背景や過去の人間関係を知ることで、実は患者にとって重要な人物に向けられていた感情をナースである自分に向けていたのだと、わかることがあります。その一例を紹介します。

### 事例紹介

患　者：50歳代の男性Qさん
病　名：肝細胞がん、アルコール性肝障害

**患者の状態**
- これまでに何度か吐血や下血があり、入退院を繰り返している
- 入院時は現在の病棟に入ることが多いが、別の内科病棟に入院していたこともあり、ナースの対応などをめぐり、その病棟との比較をすることが多い
- 退院後の生活に不安を訴えることが多く、入院が長期化してきている
- 最近、治療や看護に関して不満を訴えることが多くなっている
- 言動から、依存心が強いことがうかがわれる
- 未婚であり、単身生活を送っている
- ナースに甘える言動が多く、要求が多い
- 日々のさまざまな思いや感情を担当のWナースに表出してきた
- Wナースが担当から外れて以降、精神的に不安定な様子がみられる

## 1. コンサルテーションの導入：担当の交代を機に落ち込みがみられる患者

　病棟の主任ナースより筆者（リエゾンナース）に、入院が長期になり、不満の訴えが多くなっている患者Qさんへの対応についてコンサルテーションの依頼がありました。その際、主任ナースが最初に話してくれたのは、以下の、担当ナースを交代した理由でした。

　これまで担当していた経験4年目のWナースは、Qさんの話をよく聞くことを心がけてきました。一方のQさんは、入院が長期化してきており、治療や看護への不満を口にすることが多くなっていました。

　Qさんは、すでに何度か入退院を繰り返しています。入院となると同じ病棟に入ることが多いのですが、たまたま前回の入院時はいつもとは別の病棟に入院していたこともあり、ナースの対応を比較して不満を訴えることがあります。ときには前回入院していた病棟に出向き、現在入院している病棟のナースに対する不満を、そこの病棟師長に話すこともあったそうです。

　こうした状況の中で、Wナースから主任ナースに、「Qさんから好意を寄せられているように感じることがあり、担当しているのがつらい」という相談がありました。

　相談を受けた主任ナースは病棟師長に報告し、相談の結果、担当を交代するのがよいだろうということになりました。Qさんには、病棟師長から、看護チームの編成替えのために担当ナースが交代することになると説明がなされました。

　この交代以降、Qさんに落ち込んでいる様子がみられるようになりました。また、以前に増して不平や不満を口にするようになったことが、コンサルテーション依頼のきっかけになったということでした。

　依頼に先立ち主任ナースは、Qさんに、「このところ、落ち込んでいる様子なので、リエゾンナースに話を聞いてもらってはどうか」と勧め、面接の了解が得られているとのことでした。

## 2. 初回面接：担当ナース交代への気持ちを表出

### 交代の理由が納得できない

　初回面接時のQさんの話は、担当ナースが交代してしまったことに対する自分の気持ちを語ることに集中していました。入院が長引いていることによるストレスや、今後の生活への不安についても多少は語られましたが、それほど強いものではありませんでした。

　Qさんは、これまで担当であったWナースが、いかに自分の話をよく聞いてくれていたか、日々のケアをいかにていねいにしてくれていたかを、繰り返し話していました。担当の交代については、主任ナースから交代する理由の説明はあったが、「あまりに急なことで納得できない」と語っていました。

担当を交代する際にWナースからは、「担当が交代しても、日々のケアで自分が担当になることもある」と言われているが、「今のところ担当にはなってくれていない」とも話しています。

### 🔲 今の自分の気持ちを話すことを提案

Qさんの気持ちをひと通り聞いたうえで、筆者は、担当ナースの交代に対する自分の今の気持ちを、病棟師長あるいは主任ナースに話したかどうかを確認しました。

これにはQさんから、「言ったような気がする」とあいまいな返事が返ってきました。そこで筆者は、「『気がする』ではなく、『言った』と言い切れるようにすることが、自分の気持ちを整理していくうえで大切ではないか」と話しました。

筆者から主任ナースにQさんの気持ちを伝えることもできるし、Qさん自身で伝えることもできると話し、「どちらを選択しますか」と問いかけました。これには、「自分で話します」とはっきりした返答があったため、本人から主任ナースに直接話してもらうこととして、初回面接を終えました。

## 3. アセスメント：Wナースへの感情を推測する

担当ナースが交代したことにQさんがこれほどこだわる理由としては、以下の2点が推察されました。
①単身者でもあり、家族のサポートが得られにくいことによる孤独感がある
②Wナースに対して特別な感情がある

入院が長くなり、病院のような限られた人間関係の中にいると、ナースと患者、とりわけ担当ナースと患者の関係が密接になっていくことがあります。

そのような場合に、患者自身のこれまでの人間関係の中で、自分にとってとくに重要な人、たとえば患者が男性であれば、母親や妻、あるいは恋人などに向けていた感情を、知らず知らずのうちに担当ナースに向けてしまうことがあります。

現在のQさんのWナースに対する感情、さらにはチームの編成替えとはいえ、Wさんが担当から外れたことを納得できないでいる気持ちは、そうした重要な他者に対する感情によるものと推測することができます。

## 4. コンサルテーションの実際：好意を寄せるQさんの気持ちを考えてみる

### 🔲 面接結果とアセスメントを伝える

面接を終えるとすぐに主任ナースと会い、本人の了解を得ていることを前置きしたうえで、面接の中でQさんが、今回の出来事に対する自分の気持ちを主任ナースに直接話したいと語ったことを

D 感情的にうまくかかわれない患者-2

伝えました。
　同時に、面接で明らかになったこととして、Qさん本人に話した説明と同様の、QさんのWナースに対する感情など、今の精神状態に関するアセスメントも伝えました。
　筆者の説明を聞いた主任ナースは、QさんのWナースに対する気持ちが、自分が想像していた以上に強いものであったことに驚いていました。驚きはしたものの、Qさん自らがその気持ちを主任ナースに伝えたいと言ったことは躊躇なく受け入れ、すぐに時間をとり、Qさんと話し合いました。

### 主任ナースの振り返り

　筆者は、Qさんと話し合いをもった後の主任ナースと再度会い、今回の出来事について振り返りを行いました。
　Qさんは入院中、Wナースから日々のケアを受けたり、自分の話を聞いてもらったりしているうちに、Wナースに強い信頼を寄せるようになりました。そのため、日勤帯に限らず夜勤帯であっても、Wナースが勤務しているときは、その時間帯の自分の担当が別のナースであっても、Wナースを指名してケアをしてもらおうとしました。また、Wナースに対するときと他のナースのときとでは、あからさまに態度を変える様子も垣間みられました。
　看護師長と主任ナースは、こうした状況にWナースが戸惑い、負担に感じていることを優先して考え、担当を交代するという方法をとりました。その際、Qさんの感情にまで考えが及んでいなかったことに、筆者と話す段階になり気づかされたと、主任ナースは話してくれました。

## 5. 結果と評価：Qさんの気持ちの変化

　当事者であるWナースは、筆者がQさんと面接した日は休日であり、その翌日に出勤して、主任ナースから今回のコンサルテーションについて報告を受けました。
　筆者はこの件について、Wナースと直接話をしてみることも考えました。しかし、これについては主任ナースから、「本人は、今はQさんについてあまり話したくないと言っている」と聞かされたため、本人の意向を尊重して、Wナースから直接話を聞くことはしませんでした。
　初回面接から1週間後、2回目の面接のためにQさんに会うと、先週とは違い、すっきりした表情をしていました。Qさんは筆者に、退院が決まったこと、先週、自分の気持ちを主任ナースに話すことができたことを報告してくれました。そのうえで、「まだいろいろ思うところはあるが、気持ちはずいぶんすっきりした」と話してくれました。

　ナースは、自分に向けられる患者からの感情をどのように受け止めて、対応するかを考える必要があります。患者から自分に向けられる感情に負担を感じるようになったときに、そこで何が起きているのかを、患者の気持ちにも目を向けながら、考えてみることが重要です。同時に、その対応については、患者の反応を予測することも含めて検討するとよいと思います。

Ⅳ章／ナースの感情をめぐる課題

## 本事例のSummary

**コンサルテーションの流れ**

- 担当ナースの交代以降、気分の落ち込みがある患者への対応に困る

↓

【患者面接の実施】
- 面接で、担当だったナースへの感情と、交代が納得できないでいる気持ちが語られる

↓

【対応策を提案】
- （患者）自分の気持ちを話すこと
- （主任ナース）Qさんから直接話を聞くこと

↓

- （患者）気持ちがすっきりしたと話した
- （主任ナース）自身の行動について振り返ることができた

**対応のポイント**

●患者とのかかわりを振り返る

　患者から、他のナースに対するときと違う態度を示されたり、特別扱いをされているように感じたりした場合は、その理由を、患者とのかかわりを振り返ることを通して、客観的に考えてみる必要がある。

　「患者の態度や感情は、ほんとうに自分個人に向けられているものなのか、そうではなく誰か別の人に向けたい感情を自分に向けているのか」という視点で振り返る

●患者の感情を理解する

　患者自身、特定のナースに向けている自分の感情が何から沸き起こってきているかを、わかっている場合とそうでない場合とがある。そのため、感情の理由を明確にすることは容易でない

　患者の背景、とくに家族との関係性や患者がどのような対人関係のパターンをもって日々を過ごしているのかを観察する。さらには患者が体験している感情について患者と話をすることにより、患者の感情を理解する手がかりを得ることができる

　このようなプロセスを踏むことは、日々患者にかかわっているナースが、患者にどのような感情をもって接しているのか、また、患者からどのような感情をもたれているのかを考えるきっかけになる

# NOTE-17 患者から向けられる感情を理解するための知識

## A 患者の感情がナースの感情やケアの質に及ぼす影響[1)2)]

- ケア場面においてナースは、自分がケア提供者という立場にあることを、つねに認識して患者に対している。しかしその役割認識があっても、感情そのものは自動的に生じるものであるだけに、意識的あるいは無意識的に患者に対してさまざまな感情を抱くことは避けられず、場合によってはその感情がケアの質にマイナスの影響をもたらす可能性があることは、前事例「Ⅳ章C」にて紹介した
- 同様に患者側も、ケアや治療を受ける立場でそこにいることは、認識度に多少の違いがあるにしても、承知しているはずである。しかし、病気になったこと自体、また治療のために通常の生活から離れて入院生活を送らざるを得ないこと自体が、大半の患者にとっては予期できなかったことである。しかも、治療を受けるためとはいえ、ある期間医療システム下に身を置くことは、インフォームドコンセントが徹底されていて、納得のうえでの入院や治療であっても、不安や脅威、恐怖を感じたり、自尊心を脅かされたりすることにもつながりかねない
- 患者に起こりがちなこれらの情緒的な反応は、患者自身が気づいているか否かにかかわらず、ときにさまざまなかたちで自分に向けられることを、ナースはつねに認知している必要がある。この認知のうえにナースには、患者の言動や表情、態度などから患者のこころの動きや変化を察知する観察力が求められる
- 加えて、患者に程度の差はあれ、情緒的な動揺が観察される場合は「誰に対する、どのような感情なのか」を見極めつつ、その感情を共有しようとする姿勢で患者との時間をできるだけ多くもつことが重要である
- 同時に、その時々の病棟全体の雰囲気が患者の精神状態に大きく影響する可能性を考慮し、担当ナースはもちろん、その病棟スタッフ全員が共感的で思いやりのある態度で患者に接することも大切となってくる

## B 患者－ナース関係に影響を及ぼす「感情転移」[3)]

- ケア場面において、「ケア困難」とか「かかわりにくさ」と呼ばれるような状況を生みだす要因の一つに、患者からナースに向けられる「転移（感情転移）」という課題がある
- 転移とは、自分（患者）が過去に出会った人との間で体験した感情や態度を、現在関係している目の前の相手（ナース）に向けることをいう。とくに、自分の親や教師、友人、恋人などの、自分にとってかけがえのない人との関係で体験した感情や態度が転移されることが多い
- 転移には、「陽性転移」といって、信頼感や尊敬、感謝、親密感、情愛といった肯定的な感情反応が引き起こされる場合もあれば、逆に「陰性転移」、つまり不信感や懐疑心、攻撃性、恨むこころなどの否定的な感情反応が目の前の相手に映しだされることもある
- どちらの転移も通常は、無意識レベルで起きているため、患者は自分の内面での出来事と思えず、目の前のナースが現実にそのような人であると認識してしまう。その結果、陽性転移であれば、ナースに信頼や尊敬、親密感といった感情をもち、ときに愛情の対象としてとらえてしまうこともある。逆に陰性転移であれば、ナースに不信感や敵意、猜疑心を抱き、攻撃の対象として認識してしまうこともある
- ケア場面では、このような転移が起きやすいという前提に立って、患者に向き合っていくことが重要である

【文献】 1）リンダ・M.ゴーマン，ドナ・F.サルタン，マーシャ・L.レインズ・編著（池田明子・監訳）：心理社会的援助の看護マニュアル；看護診断および看護介入の実際．医学書院，1999，pp35-37．
　　　 2）野嶋佐由美，南裕子・監：ナースによる心のケアハンドブック；現象の理解と介入方法．照林社，2000，pp178-179．
　　　 3）前掲1，pp39-40．

# MEMO

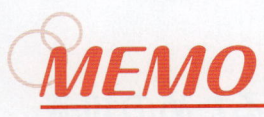

# 附章

## ナース自身のメンタルヘルス対策

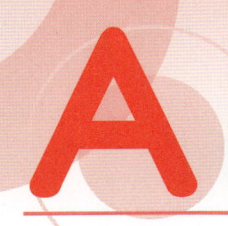

# A 「振り返り」でこころの疲弊に気づく

## 気分の落ち込みが続く2年目ナースとの個別面接事例

　日々の臨床で、患者に安全で質の高いケアを提供していくためには、ケア提供者であるナース自身が心身ともに健康であることが求められます。リエゾンナースは、そのためのナースに対するメンタルヘルス支援も行っています。

　支援方法はいくつかあります。ここでは、個別面接により行動や現状の振り返りの手助けをすることを通して、ナース自らの気づきを促す支援の実際を提示し、ナースが自分自身のメンタルヘルスに注目していくことの必要性と重要性を考えます。

### 事例紹介

**支援対象：新卒で内科病棟に勤務し、2年目になるナースRさん**

#### ナースの状態・経緯
- 2年目に入って間もない時期に、初めて担当ナースとして、がん患者にかかわることになり、頑張ってケアしてきた
- 担当して1カ月が経過したころ、患者の呼吸状態が悪くなり、集中的な呼吸管理を受けるために急遽ICUに転棟していった
- その後、仕事中もその患者のことが気になり、泣いているところを先輩ナースに見られて、注意を受けることがあった
- 以来、仕事の夢をみることが多くなり、熟睡できない夜が続いている

## 1. コンサルテーションの導入：「目に見えて落ち込んでいる」と教育担当ナース

　筆者（リエゾンナース）へのコンサルテーションの依頼は、Rナースの入職時からの教育担当ナースからでした。依頼理由としておおむね以下の点が語られました。
- Rナースは、同期のナースに比べて業務の覚えに時間を要するため、先輩ナースから注意を受けることがたびたびあったが、その都度、プリセプターナースや教育担当ナースからのサポートで、1年目に必要な業務は習得することができた
- 2年目に入ると、周囲の目が新人ナースに向けられるようになったこともあり、Rナースは、1年目よりも生き生きと仕事をしているように見えた。担当患者を受け持つようにもなった
- 初めて担当した患者は、周囲への気遣いがとてもよくできる方で、Rナースを気遣うことができる人であった。ところが、その患者が急変し、急遽ICUへ転棟する事態になったことで、Rナースは「十分な対応ができなかった」という気持ちを強くもったようである
- 目に見えて落ち込んでいる様子だったので、教育担当ナースが話を聞いてみた際、眠れないことや、仕事に集中できないこと、気持ちが落ち込んでいることなどを泣きながら話す様子をみて、リエゾンナースの面接を受けたほうがよいと思った。Rナースに「一度、リエゾンナースの面接を受けてはどうか」と提案し、了解が得られた

## 2. 初回面接：きっかけになった患者とのかかわりを語る

　Rナースとは、教育担当ナースから依頼を受けた日の日勤終了後に、当病棟とは別のフロアの面接室を使用して、面接を行いました。まず、今回のきっかけになった患者とのかかわりについて、Rナースに聞いてみました。以下が返答の主な内容です。

　「2年目になって、初めて自分がメインで担当することになったので、頑張ろうと思いました。患者さんはとてもやさしい方で、ナースのことを気遣ってくれる方でした」

　「急に悪くなる直前の勤務も、私が担当していたのですが、そのときは状態が悪くなってはいないと思っていました。でも、後になって、患者さんが『いつもよりもちょっと息苦しい感じがするけど……』と話していたことを思い出しました。それ以来、もっと早く気づけばよかったと考えるようになり、そのことばかりが気になっています。熟睡できなくて、病棟で仕事をしている夢を何度かみています」

　「患者さんがICUに転棟した翌日、患者さんがいた部屋の前で、ちょっと涙ぐんでいるところを、先輩ナースのXさん（以下、X先輩）に見られ、叱られました。X先輩は、このことを師長さんに報告したようで、師長さんからも注意を受けました。勤務中に泣いていると、他の患者さんが驚くから、泣かないようにという内容でした」

　「そのころから、スタッフみんなの目が怖いと思うようになってしまいました。ナースステーショ

ンで記録をしているときも、叱られたX先輩と他のナースが話していることに気づくと、自分のことを言っているのではないかと思い、気持ちが落ち着かなくなってしまいます」

### 仕事ぶりがいつも誰かにチェックされている

ことの経緯と現在の状況について、Rナースにひと通り話をしてもらったところで、筆者は、この1年間に、患者が亡くなったことでひどく落ち込んだり、人の目が気になったりするようなことがあったかどうか、学生時代はどうだったのかを尋ねました。

まず、学生時代のこととして、Rナースは、こう答えました。

「受け持っていた患者さんが亡くなるという経験をしましたが、そのときは悲しいと思うことはあっても、そのことで自分がひどく落ち込んだりすることはありませんでした」

さらに、新人ナースとして業務に就いた1年間については、こう話していました。

「患者さんとのかかわりが大事だと思ってはいても、時間内に既定の仕事を終えなければならないと急かされるような気持ちで、十分にかかわれていないと思うことは何度もありました。人の目が気になるというよりは、自分の仕事ぶりがいつも誰かにチェックされていると思っていました。これは、1年目だから当たり前だと思います」

### 業務の見落としを指摘された

一連の話から、Rナースにとって、担当患者に対するかかわりよりも、先輩のナースたちとの関係のほうが気がかりな様子が伝わってきました。

そこで筆者は、話題の焦点を変え、これまでに他のナースたちの目が気になるきっかけになるようなエピソードがあったかどうかを振り返ってもらいました。Rナースは、こう答えました。

「去年の夏に、X先輩から業務の見落としを指摘され、厳しく指導されたことがありました。そのころから先輩のナースたちの目が気になるようになりましたし、とくにX先輩に対しては苦手意識が生まれ、自分からは声をかけにくい存在になりました」

## 3. アセスメント：「落ち込み」はストレス反応の表れ

Rナースの精神状態について、次のようにアセスメントしました。
① 担当患者の急変をきっかけに、ストレス状態に陥っている
② 「他人の目が気になる」「自分のことを言われているような気がする」などの表現や、「仕事の夢をみてよく眠れない」ことなどは、ストレス反応の表れである
③ 今回の出来事だけではなく、昨年からの先輩ナースとの関係もストレス反応に影響を与えている

## 4. 介入の実際－その1

### Rナースへの対処方法の提案

Rナースには、上記のアセスメント内容を伝えたうえで、「患者の急変をきっかけに起きたストレス反応は一過性のものであり、誰しも経験し得ることである」ことを説明しました。ただし、先輩ナースとの関係については、具体的な対策を考える必要があると考えました。

そのため、Rナースを日常的にサポートしている教育担当ナースに、Rナースが話したことばではなく、筆者が、対人関係についてアセスメントした内容を伝えることを提案し、了解が得られました。同時に、この件については教育担当ナースと直接話し合ってみることを勧めました。

Rナース自身の対処法としては、昨年の夏以来、先輩ナースに抱いている感情や苦手意識をすぐに解消するのは難しく、**十分な時間をかけて、少しずつ、意識や対応を変化できるようにしていけばよい**、ということを伝えました。

### 教育担当ナースとの話し合い

教育担当ナースには、Rナースと面接を実施し、アセスメントしたことを報告し、その結果として、以下の3点を伝えました。
①今の状態は患者の急変が直接のきっかけにはなっているが、Rナースの抱えている課題は、先輩ナースとの関係である
②Rナース自身が先輩との関係をとらえなおす必要がある
③しばらくの間は、教育担当者としてのサポートが必要である

## 5. 2回目の面接：周囲の目が気になる状態が続く

初回面接から1週間後、Rナースと2回目の面接を実施しました。

この間には、急変してICUに転棟していた担当患者が、状態が回復して病棟に戻ってきたこともあり、Rナースからは、前回の面接時よりも元気そうな表情をみることができました。しかし話を聞いてみると、担当患者の回復には安堵したものの、周囲の目が気になる状態は続いているようでした。

そこで、入職して1年目の職場で、他のナースたちの目が気になるきっかけになったと思われるエピソードが何かあったのかどうかを振り返ってもらうことにしました。

### 先輩ナースによる厳しい指導

その振り返りの中で、再度語られたのが、「1年目の夏ごろ、ある先輩ナースから業務の見落としを指摘され、厳しく指導されたことがあった」ことでした。

附章／ナース自身のメンタルヘルス対策

この一件以来、
- その先輩ナースに対して苦手意識が生まれ、自分からは声をかけにくい存在になった
- 人の目が気になるといっても、スタッフ全員の目が気になるのではなく、この先輩ナースの目が気になる

ことが、話を進める中で明らかになってきました。

担当患者が急変し、ICUに転棟していってしまった件に絡み、勤務中に泣いているところを目撃され、責められたのも、実はこの先輩ナース、すなわちX先輩からでした。このことがRナースの、X先輩に対する「苦手意識」に拍車をかける結果となっていたのでした。

## 5. 介入の実際－その2：苦手意識の強い先輩とのかかわり方を提案

Rナースの直近の課題は、X先輩とこの先どのようにかかわっていくか、という点にありました。自分で何かアイデアがあるかどうかを確認したところ、Rナースは困った表情を見せ、黙ってしまいました。

Rナースは、元気そうな表情を見せてはいるものの、ストレス状態からは、まだ完全には脱していないように感じました。そのため、新たなエネルギーを必要とするようなX先輩との関係構築の作業に取りかかるには、時期的にまだ早いと考えました。

そこで、X先輩がほんとうにRナースの言動をチェックしているのかどうかを確かめてみることを、Rナースに提案しました。

その方法としては、以下の2点を挙げました。

①自分（Rナース）とX先輩の関係について、その経緯を含め、よく知っている教育担当ナースに、X先輩の自分へのかかわり方をどのようにみているのか話を聞いてみる
②ここ数週の間に、実際に自分（Rナース）がX先輩から直接厳しい注意や指導を受けたかどうか思い出してみる

## 6. 個別面接の結果

### 「気にし過ぎていた」と冷静に振り返る

この面接から2週間後、Rナースと3回目の面接を行いました。

前回提案した②について、「X先輩から注意を受けたり叱られたりするかどうか気をつけていましたが、この2週間は注意を受けることも、叱られることもありませんでした」とのこと。

さらにRナースは、1年目に叱られた体験と、今回の勤務中に泣いていて注意を受けたことが重なり、「自分自身、X先輩のことを気にし過ぎていたように思います」と、冷静に振り返ることが

できるようになっていました。

## 教育担当ナースの評価

　Rナースとの3回目の面接の後、教育担当ナースと話し合いをもちました。提案の①を受けるかたちで、教育担当ナースはRナースに、「X先輩との関係を見守っている」ことを伝えたそうです。

　この効果もあってか、教育担当ナースの目には、「Rナースが、安心して勤務ができるようになっているように映ります」とのことばを聞くことができました。

　そこで、3回の面接をもって、Rナースに対するメンタルヘルス支援を終了としました。

---

## 本事例のSummary

### 対人関係で生じるナースの感情反応

●患者に対して生じる感情

　ナースは、担当している患者の状態の悪化や急変、あるいは死によって、感情が大きく揺さぶられることがある。ときには仕事中であっても、涙がでたり、自分自身の感情をコントロールできなくなることもある

　患者のことで、自分の感情がいつもより揺れ動くと感じるときは、そのきっかけになるような出来事や、何か思いあたることがないかを振り返ってみるとよい。振り返ることで、自分の気持ちが落ち着いたり、整理することができることもある

　自分自身で振り返るのが難しい場合には、日ごろ悩みを相談している相手に話を聞いてもらう方法もある。誰かに話をするときには、同時に振り返ることにもなるからである

●ナースに対して生じる感情

　本事例では、患者への対応に関連する反応だけではなく、スタッフとの関係もナースの感情に影響を与えていたことが、かかわりのプロセスから見えてきた

　Rナースには、先輩ナースに対して一度抱いた感情や苦手意識をすぐに解消するのは難しいと伝えた

　「叱られる」と「叱られたと感じる」ことの違いを認識できれば、自分の過剰反応に気づくことができると想定して、「叱られた」と思うような場面で、ほんとうに自分がX先輩から叱られたかどうかを確かめる作業をしてもらった

# NOTE-18 ナース自身のメンタルヘルスに役立つ知識

## A 働く者のメンタルヘルスに向けた国の取り組み[1]

- メンタルヘルス（mental health）、すなわち精神面の健康を保つことは、ナースに限らずすべての労働者に共通する大切な課題である。しかし、近年の就労状況や労働条件の厳しさ、および職場環境、とりわけ職場内での人間関係の複雑化や業務内容の煩雑化など、ストレス要因の増加と多様化に伴い、労働者のメンタルヘルスを良好に保つことが年々難しくなってきている
- こうした状況を受け、国は、2000（平成12）年8月に策定した「事業場における労働者の心の健康作りのための指針」の見直しを行い、2006（平成18）年3月に、新たに「労働者の心の健康の保持増進のための指針」を策定。労働者の心の健康保持増進のための方策、すなわちメンタルヘルスケアの積極的取り組みを、広く労働者全般に呼びかけている
- 指針では、メンタルヘルスケアの基本的考え方として、以下の2点を挙げている。

> ①労働者にとってストレスの原因となる要因、すなわちストレッサーは、仕事や職業生活のみならず、家庭や地域等にも存在している。そのため労働者の心の健康づくりは、労働者自身がストレスに気づき、これに対処すること、すなわちセルフケアの必要性を認識することが重要である
> ②多々あるストレッサーのうち職場に存在するストレッサーは、労働者自身の力だけでは取り除くことができないものもあることから、労働者の心の健康づくりを推進していくためには、事業者によるメンタルヘルスケアの積極的推進が必須である

- このうち「心の健康づくりのためのセルフケア」については、
  ①労働者自身がストレスに気づき、これに対処するための知識、方法を身につけ、それを実施することが重要である
  ②ストレスに気づくためには、労働者がストレス要因に対するストレス反応や心の健康について理解するとともに、自らのストレスや心の健康状態について正しく認識できるようにする必要がある
  としている

## B ナースにとっての仕事上のストレッサー[2]

- ナースのメンタルヘルスについては、医療、福祉、教育など対人サービス業の従事者やオリンピックのような大きな大会にエントリーするスポーツ選手などにとくに多いとされるバーンアウトシンドローム（burnout syndrome）、いわゆる「燃え尽き症候群」が注目を集めて以来、その実態に関する研究が数多く行われてきた
- ナースがバーンアウトしたり、精神的に疲弊したりする状態に陥っていく仕事上のストレス要因、すなわちストレッサーとしては、職業性ストレスを感じている労働者に多いストレス内容として上位にランクされる「職場の人間関係」「仕事の質」「仕事の量」の3つの側面から、以下が挙げられている

> 1）職場の人間関係
>   ①対患者・家族
>   ②対医師をはじめとする多職種から成る医療チームメンバー
>   ③対看護師長・同僚などの看護チームメンバー
> 2）仕事の質
>   ①専門的知識・技術に基づくケアの実践がつねに求められる

②医師の指示が必要な診療の補助業務や他職種との業務分担におけるグレーゾーンの存在など、役割が不明確な状況下で求められる連携や協働につねに葛藤が伴う
③患者の尊厳や権利を尊重したケアを実践したいという気持ちと、それが容易ではない現実に直面して倫理的葛藤を感じる
④患者の生命にかかわる責任の重さと、院内感染など、それを妨げ、ときにナース自身の健康をも妨げるリスクの高さ
⑤患者の急変や死などに直面し、ナース自らの感情を強く揺さぶられることの多い、いわゆる感情労働としての側面

3) 仕事の量
①医師をはじめとする他職種との役割分担のグレーゾーンにある業務が、ナースに託されることによる業務量の多さ
②夜勤の存在と長時間労働

【文献】 1)「労働者の心の健康の保持増進のための指針」厚生労働省ホームページ.
　　　　 http://www.mhlw.go.jp/houdou/2006/03/dl/h0331-1b.pdf
　　　 2) 野末聖香・編：リエゾン精神看護；患者ケアとナース支援のために. 医歯薬出版, 2004, pp257-282.

## B 「ピアサポート」でチームの活性化を図る
### 看護チームにサポートミーティングを活用した事例

　医療の高度化や患者ニーズの多様化などによる医療現場の煩雑化は、そこで働くナースたちを疲れさせます。個人にとどまらず看護チーム全体に疲弊化が及べば、ケアの質の低下も否めず、患者の安心、安全の担保に支障をきたすことにもなりかねません。

　こうした事態を防ぐために、ストレスにより疲弊した看護チームに対してメンタルヘルス支援を行うのも、リエゾンナースの役割の一つです。

　ここでは、病棟ナースを対象に行ったサポートミーティングとリラクゼーションの実際を紹介し、ピアサポートの大切さを考えます。

### 事例紹介

**支援対象：外科病棟看護チーム**
**依 頼 者：外科病棟師長**

#### 依頼内容

- 当外科病棟には、手術目的の、比較的短期入院の患者もいれば、がんの再発で入退院を繰り返しながら化学療法や放射線療法を受ける患者、さらにはターミナルの患者もいて、患者像が多様である
- この４月以降、新人ナースが入り、そのうえ中堅ナースの入れ替わりもあり、忙しい日が続いたが、スタッフはみんなよく頑張って仕事をしてきている
- とくにこの時期、手術件数が増え、がんの終末期を経て亡くなる患者も続き、多忙な業務の日々であったためか、病棟のナースたちが疲労してきているように感じ、メンタル面でのサポートが必要だと思っている

## 1. サポート方法の検討：お互いがサポートし合える方法

依頼を受けた筆者（リエゾンナース）は、依頼内容のような状況下での、看護チーム全体を対象にしたメンタルヘルス支援の方法として、以下の2点を提案しました。

①スタッフ同士が、今の自分たちの気持ちを共有して、お互いにサポートできるような話し合いの場を設ける
②リラクゼーションを行って、気持ちとからだをリラックスする方法を体験する

この提案に、病棟師長と主任ナースから、「ぜひ、お願いしたい」と賛同が得られました。そこで、できるだけ多くの病棟ナースが参加できる日程を調整して、サポートミーティングを行い、その後に簡単なリラクゼーションを体験してもらうこととしました。

## 2. サポートミーティングの開催

サポートミーティングの開催に際しては、病棟師長から病棟スタッフにインフォメーションをしてもらいました。同時に、筆者が作成した**資料1**に示す文書を、病棟の休憩室に掲示してもらい、広く参加を呼びかけました。

**資料1　サポートミーティング開催の意図を伝える文書**

> 外科病棟の皆様
>
> 　毎日、一生懸命お仕事に向かわれていることと思います。
> 　今回、看護師長・主任のお二方より、「リエゾンナースとして、看護スタッフの気持ちを支える場を作ってもらうことはできないか」というご提案をいただきました。
> 　そこで、この3カ月間、大変だったこと、つらかったこと、頑張ったことなど、普段は忙しくてお互いに話をする機会があまりない内容について、気持ちを共有し、自分自身を振り返ることも含めて、サポートミーティングという方法をとりたいと考えています。
> 　また、ミーティングの後には、リラクゼーションとして、からだの緊張を解きほぐすいくつかの方法を実際に体験していただこうとも考えています。からだをほぐすことで、こころの緊張もほぐすことが目的です。
> 　参加は自由です。
> 　おひとりでも多くの参加をお待ちしています。
>
> 開催日時：○月○日　○時～○時
> 場　　所：スタッフルーム
>
> 　　　　　　　　　　　　　リエゾンナース　平井元子

当日、サポートミーティングには、病棟師長と主任ナース、および病棟ナース10人の計12人が集まりました。

ナースの経験年数による内訳は、1年目が2人、2年目が3人、3年目と4年目が各1人、5年目が2人、10年目以上が1人でした。

まず初めに筆者から、サポートミーティングの方法について、参加者全員に以下の説明を行いました。

①ミーティングでは、個々の感情を共有することを通して、相互にサポートし合うことを目的とする
②このミーティングでは、結論や結果をだすことは求めない
③この場での感情はできるだけこの場限りとして、ミーティング後にもち越さない
④自分の気持ちの中で、他者に伝えてもよいと思えることだけを話せばよい。話すのがつらいと思うことを、無理して話す必要はない

## 3. 自分たちのストレスを話し合う

筆者からの、サポートミーティングの目的や意図に関する説明に続き、病棟師長が次のように切り出しました。

　病棟師長：4月以降、病棟はほんとうに忙しくて、毎日バタバタしていましたね。頻繁にナースコールをしてくる患者さんもいれば、クレームが多い患者さんもいました。しかも手術件数が多く、ターミナルの患者さんもつねに何人かいて、ほんとうに大変だったと思います。そんな中、みんなはどんな気持ちでいたのか、話してもらえますか。

### ■ もっとゆっくり話を聞いていたいと思う

　Aナース：自分は今年3年目で、初めてプリセプターになり、プレッシャーを感じていました。これまでにも忙しいときはあったのですが、このところは、ターミナルの患者さんを受け持つことが多かっただけに、「もっとゆっくり話を聞いていたいのに……」と思うことが何度もありました。

　　　　　それというのも、大きな手術が続いて、重症の患者さんも増えて、いつもナースコールが鳴っていたからだという気がしています。それに対応しているうちに機会を逃してしまい、やっとゆっくり話が聞けるとなったときには、患者さんの状態が悪化していて、もう話をしてもらえなくなってしまっている……。そんなことが続いて、気持ちがモヤモヤしていることが多い気がします。

### ■ 自立しなければならなくて緊張の連続

　Bナース：私はまだ、仕事を覚えるのに必死で、余裕がありません。去年までは、新人でいつも

フォローしてもらっていましたが、2年目に入り、自立しなければならなくて、緊張することが多かったです。
（3カ月が経った）今も、緊張の連続ですが、そんな中で、ある患者さんから、「ナースコールで呼んでいるのに来るのが遅い」と叱られました。以来、その患者さんからナースコールがあると、また叱られるのではないかと思ってしまい、ビクビクしながら行っていました。

Cナース：私は4年目になり、経験年数では先輩ということになりますが、Bさんが今話した患者さんは、ほんとうにナースコールが多くて、大変でした。あのときは、なかなか病状が安定しないので、（患者さんは）イライラしていたのだと思います。
そのころ、夜勤でその患者さんを担当することが多く、一度、じっくり話を聞く機会がありました。そのとき患者さんは、「（ナースは）いつも忙しくしているから、ほんとうに忙しいのかと疑ってしまうことがありました。でも、こうして話を聞いてくれる人もいるんですね。治療が長引いていて、この先どうなるのだろうと考え始めると、眠れなくて……」と話していました。その後は、治療が進んでいくにつれて、ナースコールすることも減ってきました。

### 患者さんの死には気持ちが動揺してしまう

Dナース：新人として4月にここに来てすぐの5月に、初めて、患者さんが亡くなる場面に立ち会いました。そのときは、やらなくてはならないことがあるのに気持ちが動揺していて、何からすればよいのかわからなくなってしまい、いっしょにいた先輩から「しっかりしなさい」と言われました。
その後、別の患者さんが亡くなる場面にも立ち会いましたが、やはりそのときも、冷静でなくてはと思っても、泣きそうになり、どうしていいのかわからなくなってしまいました。

### みんなの話を聞きながら新鮮な気持ちになった

Eナース：私は今年で10年目になりますから、忙しさも、ターミナルの患者さんが亡くなるときに立ち会うことが重なることも、「こんな時期もあるな」と思ってやってきました。だから、みんなの話を聞きながら、新鮮な気持ちというか、昔の自分を思い出していました。
患者さんの死に慣れてしまっているとは思いませんが、自分でも気づかないうちに、ちょっとやそっとのことでは気持ちが動かないようになっていたのかもしれません。

Fナース：でも、Eさんはいつも冷静で、5年目の私の目には、何があっても大丈夫って感じに見えます。この前の、2年目のBさんと私との3人でめちゃくちゃ忙しい夜勤を乗りきったときも、Eさんがいてくれて、ほんとうに安心できました。

### 仲間の話を聞きながら自分を振り返ることを体験

Gナース：Fさん同様に、私もこの病棟で5年目を迎え、「中堅」といわれるようになってしまいました。その立場もあり、つねに新人や後輩のことばかり考えていて、自分のことを考えるのは後回しにしてきたような気がしています。

これって、当たり前のことなのかもしれませんが、こんなふうにして仲間の話を聞きながら自分のことを振り返るという体験は、そうそうはありませんでした。それだけに、人の話を聞くだけでも、大事なことなのだなと思いました。

上記のようなかたちで、大変な患者がいたときのこと、そのときの自分の気持ちなどが語られました。

筆者は、参加者の表情を見ながら、話を聞いていました。1人が話し終えると、自然に別のナースが話し始めることが続いたので、とくに意図的な介入は行わず、ミーティングが進行していくのを見守りました。

### 自分の気持ちを表現すること

参加者がひと通り話し、予定していた時間に近づいたので、筆者は次のようなことばで話し合いを締めくくりました。

筆　者：みなさんが忙しい毎日をどのように乗り越えてきたのか、お互いを支え合ってきたかということが、話をお聞きしていてすごく伝わってきました。日々の業務の中でも、ちょっとした会話や、ことばがけをしてきていることもわかりました。そういったことも大切ですが、今回のように、人の話を聞きながら、自分の気持ちを振り返るということができたのは、よかったと思います。

ナースは、患者の感情や気持ちについて話し合うことはありますが、自分の気持ちを表現する機会はそう多くありません。そのため、自分の感情や気持ちを率直に語ることに慣れていないと感じることがあります。自分の感情を表出することで、予期していない自分の感情に直面して驚いたり、困惑したりすることがあります。もしも、このミーティングの後で、今話したような気持ちになった場合には、遠慮せずにご連絡ください。

## 4. リラクゼーションの実施：
## ミーティング終了後にリラックス状態を体験する

サポートミーティングに引き続き、参加者全員に、**資料2**に示す「リラクゼーション体験」に沿って、リラックス状態を体験してもらいました。

- まずは、その場で楽な姿勢をとり、ゆっくりとした深呼吸を数回してから、簡単なエクササイズに入ります
- エクササイズは、仕事で緊張して硬くなっているからだを緩めることを目的にしています
- 肩、首、腕をゆっくり大きく回して、力を抜いていきます
- この間、参加者によっては、腕を振って力を抜こうとしてもうまく脱力できなかったりして、自分のからだが思いのほか緊張して力が入っていることを自覚するよい機会となりました
- 最後に大きく背伸びをして、気持ちよさを実感してもらい、エクササイズを終了しました

参加者全員が和やかな雰囲気のうちにリラクゼーションを体験し、ミーティングを終えることができました。

**資料2　リラクゼーションプログラム**

☆**深呼吸**
　なぜ深呼吸することがリラックスにつながるか
　　　→リラックスしているときは、呼吸がゆっくり深い
　　　→ゆっくり深い呼吸をすることでリラックスしている感覚を取り戻す
【深呼吸をしてみましょう】
　♪鼻からゆっくり息を吸い、口から吐く
　　1から4まで数えながら吸う
　　止めて4まで数える
　　1から8まで数えながらゆっくり吐きだす
　♪深呼吸をすることに意識を集中する

☆**簡単エクササイズ〜からだを動かしましょう〜**
　気づかないうちに、緊張でからだが硬くなっています
　緊張を自覚して、それを緩めることが大切です
　　♪肩をまわす
　　　ゆっくり大きくまわすことがポイント
　　　★肩が楽になりましたか？
　　　★緊張を感じずに、どんな方向にも回せますか？
　　♪首を回す
　　　ゆっくり大きく回す
　　　★首が楽になりましたか？
　　　★回した後は、回す前よりほぐれた感じがしますか？
　　♪腕を振る
　　　手・手首・肘・肩の順番に振る
　　　★腕が温かく感じたり、重く感じたりしますか？
　　♪背伸び
　　　思いきりよく伸ばしましょう

## 本事例のSummary

### ピアサポートとしてのミーティング

●自分の感情をみつめる機会

　ナースは、患者の感情や気持ちについて話し合うことはあるが、自分の気持ちを表現して話し合う機会はそう多くない。そのため、自分の感情や気持ちを率直に語ることは、自分の感情をみつめる機会にもなる

●それぞれの気持ちや感情を知り、共有する場

　「同じ気持ちでいるのだろうな」という暗黙の了解ではなく、ことばで表現することにより、お互いに「同じ気持ちでいる」ことを共有することができる

### リラックス状態を体験する

●緊張感から解放される感覚を体験

　いつもいっしょに仕事をしている仲間であっても、みんなの前で自分の気持ちを話すのは緊張するものである。同時に、日々の業務や対人関係により、からだに力が入っていることがある

　今回、ミーティングの終了時にリラクゼーションを取り入れたのは、緊張感から解放される感覚を体験してもらうよい機会になると考えたからである

●自分のからだの状態を知ることから始めよう

　緊張状態が持続すると、からだに力が入っていることに気づきにくくなる

　からだが緊張しているところで、こころがリラックスするということは考えにくいので、心身ともにリラックスするためにも、まずは、自分のからだの状態を知ることから始めることが大切である

### リラクゼーションの理解と実践に役立つ文献

　リラクゼーションは、ストレス理論やストレス・コーピング理論などのストレス理論から生まれ、行動療法として発展してきている。この行動療法の入門書として、下記の①を勧める。また、下記の②は学校教育におけるストレスマネジメントという位置づけであるが、基本は共通しているので、ナースにも取り入れられる

①五十嵐透子：リラクセーション法の理論と実際：ヘルスケア・ワーカーのための行動療法入門．医歯薬出版，2001．

②山中寛，冨永良喜・編著：動作とイメージによるストレスマネジメント教育：基礎編．北大路書房，2000．

## 【参考文献】

### ［全章共通］

1) American Psychiatric Association・著（高橋三郎，大野裕，染矢俊幸・訳）：DSM-Ⅳ-TR精神疾患の分類と診断の手引．新訂版，医学書院，2003．
2) WHO・編（融道男，中根允文，小宮山実，他・監訳）：ICD-10精神および行動の障害；臨床記述と診断ガイドライン．新訂版，医学書院，2007．
3) 野末聖香・編：リエゾン精神看護；患者ケアとナース支援のために．医歯薬出版，2004．
4) リンダ・M.ゴーマン，ドナ・F.サルタン，マーシャ・L.レインズ・編著（池田明子・監訳）：心理社会的援助の看護マニュアル；看護診断および看護介入の実際．医学書院，1999．
5) 南裕子・編著：実践オレム－アンダーウッド理論；こころを癒す（アクティブ・ナーシング）．講談社，2005．
6) 野嶋佐由美，南裕子・監：ナースによる心のケアハンドブック；現象の理解と介入方法．照林社，2000．

### ［Ⅰ章］

1) 西山詮・編：最新リエゾン精神医学．新興医学出版社，1999，pp75-86．
2) 保坂隆，佐藤武：身体疾患患者のうつ病合併率．臨牀看護 27(8)：1167-1171，2001．
3) 野末聖香・監：特集・せん妄患者対応マニュアル．Nursing Today 13(11)，1998．
4) 一瀬邦弘，太田喜久子・監：ナースが直面するせん妄のケア．エキスパートナース 17(15)：26-62，2001．
5) 薬物療法検討小委員会・編：せん妄の治療指針（日本総合病院精神医学会治療指針1）．星和書店，2005．
6) 金子亜矢子：精神看護；せん妄の適切な判断と対応．インターナショナルナーシング・レビュー 31(3)：30-35，2008．
7) 三好功峰，黒田重利・責任編集，松下正明・総編集：器質・症状性精神障害（臨床精神医学講座第10巻）．中山書店，1999，pp10-26．

### ［Ⅳ章］

1) 小此木啓吾：対象喪失；悲しむということ（中公新書）．中央公論新社，1979．
2) ジョージM.バーネル，エイドリアンL.バーネル・著（長谷川浩，川野雅資・監訳）：死別の悲しみの臨床．医学書院，1994．
3) 松井豊・編：悲嘆の心理．サイエンス社，1997．
4) 平井元子：患者の死に対する看護師自らの感情にどう対処していくか．ナース専科 24(7)：92-95，2004．

| JCOPY | 〈(社)出版者著作権管理機構 委託出版物〉 |

本書の無断複写は著作権法上での例外を除き禁じられています。
複写される場合は,そのつど事前に,下記の許諾を得てください。
(社)出版者著作権管理機構
TEL. 03-3513-6969　FAX. 03-3513-6979　e-mail：info@jcopy.or.jp

## 身体疾患患者の精神看護
―リエゾンナースへの相談事例に学ぶ―

定価（本体価格 2,000 円＋税）

2013 年 6 月 12 日　　第 1 版第 1 刷発行

| 著　者 | 平井　元子 |
| 発行者 | 岩井　壽夫 |
| 発行所 | 株式会社　へるす出版 |

〒164-0001　東京都中野区中野 2-2-3
☎ (03)3384-8035〈販売〉
　 (03)3384-8155〈編集〉
振替 00180-7-175971
http://www.herusu-shuppan.co.jp

印刷所　あづま堂印刷株式会社

©Motoko Hirai 2013, Printed in Japan〈検印省略〉
落丁本,乱丁本はお取り替えいたします。
ISBN978-4-89269-808-8